Doctoresse BONSIGNORIO

MANUEL DE CLINIQUE

ET DE

THÉRAPEUTIQUE OCULAIRES

COLLECTION MODERNE

MANUEL DE CLINIQUE

ET DE

THÉRAPEUTIQUE OCULAIRES

COLLECTION MODERNE

Volumes parus dans la Collection :

Technique de l'Examen fonctionnel de l'Œil et corrections des Amétropies, *Myopie, Hypermétropie, Astigmatisme, Presbytie, etc., et leur traitement optique,* par le docteur M. CAILLAUD, assistant d'ophtalmologie des hôpitaux de Paris. — Un volume in-18 jésus, cartonné toile, de 208 pages, avec 31 figures dans le texte........................ 3 fr. 50

Le choix des Verres et de leurs montures en Ophtalmologie, par le docteur M. CAILLAUD, assistant d'ophtalmologie des hôpitaux de Paris, préface du docteur ROCHON-DUVIGNEAUD. — Un volume in-18 jésus, cartonné toile, de 260 pages, avec 92 figures dans le texte.......................... 3 fr. 50

Commentaires pharmaceutiques du Codex de 1908, par P. YVON, membre de l'Académie de médecine. — Un volume in-18 jésus, cartonné toile de 225 pages.... 3 fr. 50

Radioscopie gastrique et Maladies de l'estomac, par G. LEVEN, ancien interne des hôpitaux de Paris et de l'hospice des Enfants-Assistés, et G. BARRET, chef du Laboratoire de radiologie de l'hospice des Enfants-Assistés. — Un volume in-18 jésus, cartonné toile, de 200 pages, avec 35 figures dans le texte............................ 3 fr. 50

Notions d'Hydrologie moderne, *Radioactivité, Gaz rares, Isotonie, Constitution et Indications,* par le docteur G. BARDET, secrétaire général de la Société Thérapeutique, membre de la Commission permanente des Stations thermales et climatiques, avec une préface de M. le professeur Albert ROBIN. — Un volume in-18, cart. toile, de 230 pages. 3 fr. 50

La Blennorragie urétrale chez l'homme, *Prophylaxie et traitement,* par le docteur M. CARLE, ancien chef de clinique des maladies cutanées et syphilitiques à la Faculté de Médecine de Lyon, préface du professeur A. FOURNIER. — Un volume in-18 jésus, cartonné toile, de 250 pages........... 3 fr. 50

Guide pratique du Médecin-Inspecteur des écoles, par le docteur L. DUFESTEL, Médecin-Inspecteur des écoles de Paris, préface du docteur LE GENDRE. — Un volume in-18 jésus, cart. toile, de 230 pages, avec 19 figures dans le texte. 3 fr. 50

La Gymnastique scientifique, *Ses bases physiologiques au point de vue éducatif et militaire. L'erreur de la méthode suédoise,* par le docteur Paul DE CHAMPTASSIN, préface du docteur E. ROCHARD. — Un volume in-18 jésus, cartonné toile, de 180 pages, avec 30 figures dans le texte........ 3 fr. 50

MANUEL DE CLINIQUE

ET DE

THÉRAPEUTIQUE OCULAIRES

PAR

La Doctoresse BONSIGNORIO

Préface du Docteur F. TERRIEN
Ophtalmologiste des Hôpitaux de Paris.

PARIS
OCTAVE DOIN ET FILS, ÉDITEURS
8, PLACE DE L'ODÉON, 8

1914

PRÉFACE

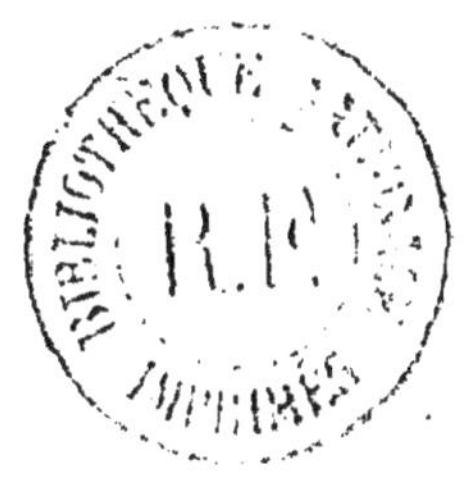

Le précis de Thérapeutique oculaire de Mlle BONSIGNORIO rendra aux médecins d'utiles services. La Thérapeutique n'est-elle pas, comme le disait mon vénéré maître PANAS, « le but suprême vers lequel doivent nous guider le plus sûrement, par des chemins divers, toutes les connaissances qui constituent la science médicale ». L'auteur a voulu, dans la matière qui nous occupe, donner au praticien un guide facile et sûr.

L'ouvrage est divisé en huit chapitres dans lesquels il fait rentrer, à peu près, toute la pathologie. Ainsi se trouve tout d'abord décrite la technique de l'examen du malade (procédés de l'éclairage oblique, de l'examen ophtalmoscopique, etc). A ce propos, l'auteur insiste sur l'étude des réflexes pupillaires et leur valeur séméiologique, sur l'interrogatoire du sujet qui, bien dirigé, nous conduira souvent au diagnostic. Il mentionne, en passant, la technique de la réaction de Wassermann, de la cuti-réaction, de la ponction lombaire, avec les indications causales que nous pouvons en retirer. A côté de l'alcoolisme, de la phosphaturie, de l'uricémie, le froid devrait être incriminé plus souvent qu'on ne le fait dans l'étiologie des affections oculaires. Il semble à l'auteur jouer un rôle prépondérant, voire même unique dans toutes les affections rhumatismales. Respectons cette conviction et reconnaissons, tout au moins, que le froid a certainement une influence manifeste sur l'apparition de bien des affections qu'il favorise.

Après une revue d'ensemble des divers agents thérapeutiques, locaux et généraux, viennent les chapitres sur les corps étrangers et les plaies du globe, les maladies des paupières, conjonctivites, avec leurs différentes variétés, kératites, choroïdites, glaucome, paralysies oculaires, strabisme, etc.

L'auteur dans toutes ces questions ne se borne pas à l'étude de la seule médication.

Comprenant la thérapeutique dans son véritable sens, il rappelle, avant d'étudier le traitement de chaque affection, les symptômes qui lui sont propres et permettent de la reconnaître. Puis, très simplement, il expose la thérapeutique à suivre dans chaque cas particulier.

Ce petit livre sera lu avec fruit par les médecins non spécialisés qui y trouveront des indications utiles et précises.

F. TERRIEN.

MANUEL DE CLINIQUE
ET DE
THÉRAPEUTIQUE OCULAIRES

INTRODUCTION

Dans ce modeste travail, qui est la conséquence de quinze années de pratique ophtalmologique, je heurte parfois les doctrines actuelles; c'est ainsi que j'ai classé le froid dans ses manifestations dites grippales, et le rhumatisme oculaire, parmi les facteurs étiologiques des maladies des yeux.

J'ai vu tant d'affections oculaires, et des plus diverses, guérir par ce seul fait qu'elles étaient soustraites à l'action du froid, que je crois nécessaire d'attribuer malgré tout, une large place à cet agent en thérapeutique oculaire. Voilà pourquoi, aux malades que je soupçonne atteints d'une affection développée sous l'influence du froid, je conseille d'abord le bandeau occlusif, le séjour à la chambre, les applications chaudes; ce sont là des moyens vieux et oubliés, mais qu'importe si le résultat est bon.

Il convient de poser le diagnostic étiologique, si on veut faire une thérapeutique rationnelle, et le médecin aura toujours à la pensée l'adage : « Sublatà causà, tollitur effectus ». Dans la recherche des causes, la conception d'une maladie est unique pour cette maladie, si elle se présente dans des conditions identiques, et on peut poser en principe que : toutes les fois qu'un sujet placé dans certaines conditions est malade, et que ce sujet guérit parce qu'il est soustrait à ces conditions; si la réciproque est vraie, que ce même sujet redevienne malade, parce qu'il est soumis aux mêmes influences, celles-ci doivent être considérées comme la cause de la maladie.

Un malade habite un local froid et humide, il est atteint de conjonctivite, il change de local, la conjonctivite disparaît; mais elle reparaît dès que le malade revient dans ce local; je dis : que le froid humide est la cause essentielle et déterminante de la maladie, quelle que soit la variété du microbe que l'on trouve dans les frottis conjonctivaux. De même, un enfant est atteint d'eczéma de la face et des paupières dû à une mauvaise hygiène alimentaire; sous l'influence d'un régime approprié l'eczéma disparaît, mais il reparaît si l'enfant est remis à une alimentation impropre, je dis que celle-ci était la cause de l'état morbide, quel que soit le microbe que révèle l'examen des grattages épidermiques.

CHAPITRE PREMIER

DIAGNOSTIC

Le médecin possède, pour poser le diagnostic, de nombreux moyens d'investigation; ces moyens sont : l'examen du malade, l'examen de l'œil, l'interrogatoire du malade et les recherches de laboratoire dont les plus employées sont : la réaction de WASSERMANN, la cuti-réaction, et l'examen du liquide céphalo-rachidien obtenu par la ponction lombaire.

Mais, c'est d'abord et surtout l'examen de l'œil, l'examen et l'interrogatoire du malade qui permettent de découvrir la cause de la maladie, de poser le diagnostic et le pronostic et cet examen et cet interrogatoire ne peuvent être remplacés ni par une analyse chimique, ni par un examen de laboratoire.

EXAMEN DU MALADE. — L'oculiste doit d'abord regarder son malade; une déformation du crâne, du nez, ou des dents peut l'aider à trouver le diagnostic étiologique ou clinique. Il doit également voir son attitude; les enfants photophobes qui cachent leurs yeux pour se dérober à la lumière ont souvent une éruption de la cornée. Les malades atteints d'une atrophie du nerf optique cherchent la lumière, ceux qui sont atteints de cataracte baissent la tête et fuient le jour. Les ptosiques regardent à travers leur fente palpébrale et renversent leur tête en arrière. Un malade dont la vue diminue et qui a de l'incoordination de la marche, fera penser au tabes; un nystagmique avec tremblement, à la sclérose en plaques; un malade qui se plaint de voir trouble et de ne pas savoir où il pose le pied a probablement de la diplopie. La maladie de BASEDOW s'accompagne de tremblement, de tachycardie. Les alcooliques sont loquaces, agités, les neurasthéniques se plaignent de voir des mouches volantes physiologiques et ils ont souvent des idées fixes.

EXAMEN DE L'ŒIL

L'examen de l'œil comprend l'examen externe du globe et des annexes et l'examen interne ou ophtalmoscopique.

a) EXAMEN EXTERNE. — On aura à proximité de la main des tampons de coton (1), de l'eau boriquée

(1) MORAX, tome IV, p. 228, *Encyclopédie franç. d'Ophtalmologie.*

et un récipient pour jeter les tampons souillés. On emploie, suivant qu'il s'agit d'examiner un enfant ou un adulte, une manière de faire différente.

1° Les enfants en bas âge refusent, presque toujours, de se laisser écarter les paupières dans l'examen du globe et des annexes; il faut donc, pour les maintenir, s'y prendre d'une façon spéciale.

L'enfant est couché le dos placé sur les genoux d'un aide qui immobilise bras et jambes; la tête se trouve ainsi naturellement placée entre les genoux du médecin, qui la maintient solidement, en les serrant un peu, tandis qu'avec ses deux mains, il écarte les paupières soit avec ses doigts, soit avec l'écarteur de DESMARRES.

2° Pour examiner les adultes, l'oculiste se placera devant le malade, la lumière venant de côté, l'éclairage latéral est le meilleur. Il verra d'abord les yeux dans leur ensemble, puis un examen détaillé lui permettra de constater la mydriase, le myosis, l'inégalité pupillaire, s'il y en a. Il remarquera s'il a du zona, de l'eczéma du front, des ulcérations, ou de l'œdème des paupières. Il invitera le malade à ouvrir et à fermer ces dernières; ainsi il notera la lagophtalmie, le blépharospasme, le ptosis, les déviations des bords palpébraux.

Si le malade se plaint de larmoiement, il pressera sur le sac, dans l'angle interne des paupières, pour déceler l'obstruction. On examinera ensuite la conjonctive bulbaire, puis la conjonctive palpébrale. Pour examiner la paupière inférieure, il suffit d'exercer une traction solide sur la peau, au niveau du rebord orbitaire, en invitant le malade à regarder en haut; on développe ainsi le cul-de-sac inférieur. Pour renverser la paupière supérieure, on engage le malade à regarder en bas, on saisit fortement le bord palpébral entre le pouce et l'index de la main droite, et lorsqu'on le tient solidement entre les deux doigts, on renverse la paupière en haut.

On examine la cornée au moyen de l'éclairage latéral, en faisant converger avec une lentille convexe tenue d'une main, un cône lumineux sur l'œil à examiner; avec une lentille tenue de l'autre main on examine le globe. On note ainsi la coloration, la transparence de la pupille, les opacités de la cornée, les corps étrangers, les phlyctènes, les exsudats de la chambre antérieure, tels que: l'hyphéma, l'hypopyon, la mobilité et la couleur de l'iris. On passera ensuite à l'examen du globe; si l'œil est exophtalme, on pensera à une tumeur orbitaire, si ses mouvements sont limités, à une paralysie oculaire.

L'examen de l'iris portera sur sa couleur, sur son tremblotement, pendant les mouvements du globe, sur la présence de synéchies cristalliniennes ou cornéennes.

La palpation s'adresse surtout à la peau, à la région sourcilière, à l'angle interne de l'orbite que l'on explore avec l'index; elle révèle l'œdème, les indurations de la peau, les lésions osseuses et périostiques, les tumeurs de l'orbite. Si on soupçonne une tumeur liquide, il suffit de presser avec un doigt sur la région suspecte, tandis que l'autre doigt immobile percevra le choc dû au refoulement du liquide. La palpation permet de se rendre compte de la résistance du contenu de la cavité orbitaire; une exophtalmie liée à une consistance particulière du contenu orbitaire avec immobilité du globe, fera penser à un néoplasme. On verra si l'exophtalmie est réductible ou non; un anévrysme de l'orbite donne lieu à un frémissement particulier avec pulsations.

Examen de la pupille. — L'examen de la pupille sera l'objet d'un soin particulier. Normalement, la pupille est ronde; elle perd sa forme dans le leucome adhérent, l'iridectomie, les synéchies; sa couleur est modifiée dans l'iritis, l'irido-cyclite, le glaucome, la cataracte. Chez les enfants atteints de gliome de la rétine, elle prend un reflet blanchâtre dit œil de chat amaurotique. La pupille jouit de deux mouvements opposés, qui sont : la contraction et la dilatation. On donne le nom d'hippus aux oscillations que subit le diamètre de la pupille à l'état normal, lorsqu'un sujet regarde à l'infini, soit à la lumière du jour, soit à la lumière artificielle. Cet hippus augmente après les transitions brusques d'éclairage; si, par exemple, le sujet sort de l'obscurité pour venir à la lumière du jour. Dans l'examen de la pupille, il faut tenir compte des variations que présente l'élasticité de l'iris, chez les différents sujets. Certains, par exemple, ont une pupille étroite et paresseuse par suite d'une moindre tonicité des fibres musculaires, d'une pléthore des vaisseaux, consécutives soit à l'âge, soit aux maladies; les vieillards ont une pupille étroite et paresseuse, les enfants ont une pupille large et très active. Malgré les faibles dimensions de la pupille, les mouvements à peine perceptibles, existent cependant, et il faut éviter de considérer comme pathologique un état qui n'est qu'une conséquence de l'âge.

La pupille se contracte sous l'influence de la lumière, de la convergence, de l'accommodation; c'est là un phénomène réflexe, c'est-à-dire involontaire. Les réflexes à la convergence et à l'accommodation sont intimement liés, et ne peuvent être dissociés; toutes les fois que le sujet accommode, il converge forcément; au contraire, il est possible de dissocier le réflexe lumineux des réflexes de l'accommodation et de la convergence. La pupille se dilate dans l'obscurité, et aussi lorsqu'on invite un sujet à regarder à l'horizon, il relâche de ce fait sa convergence et son accommodation.

La production du réflexe photo-moteur, c'est-à-dire la contraction de la pupille sous l'influence de la lumière, s'explique par la transmission aux centres nerveux de l'excitation lumineuse par les fibres centripètes, les fibres centrifuges qui se rendent au sphincter de l'iris ramènent cette excitation à la périphérie.

Le réflexe photo-moteur se recherche à la lumière artificielle de la façon suivante : le sujet étant assis près d'une lampe, on masque la lumière avec la main et on retire celle-ci rapidement, la pupille de l'œil placé près de la lampe se rétrécit : c'est ce qu'on appelle la réaction directe. On donne le nom de réaction consensuelle à celle qui se produit sur un œil lorsqu'on fait agir la lumière sur l'autre œil.

L'amplitude du mouvement de la pupille est moindre, cela se conçoit, pour les pupilles ordinairement étroites, que pour les pupilles ordinairement dilatées.

Pour rechercher le réflexe photo-moteur à la lumière du jour, le procédé ne varie guère. Le sujet étant placé devant une fenêtre, on masque l'œil à examiner, avec la main que l'on retire brusquement et la pupille se rétrécit : c'est la réaction directe; si la pupille de l'autre œil se rétrécit également, c'est la réaction consensuelle.

Le réflexe accommodateur, ou mieux réflexe à la convergence, se recherche de la même façon, soit à la lumière du jour, soit à la lumière artificielle. Il est nécessaire de faire fixer au sujet, un objet que l'on tient devant lui à la hauteur de ses yeux, à 0 m. 20 environ, et on voit la pupille se rétrécir sous l'influence des deux facteurs convergence et accommodation.

Myosis. — Le myosis, ou rétrécissement de la pupille, est l'état opposé à la mydriase. Le myosis doit être considéré comme la résultante d'une excitation du moteur oculaire commun, ou d'une paralysie du sympathique; en effet, on a constaté que la section du sympathique cervical détermine du myosis. En pratique, aucun signe particulier ne distingue ces deux variétés de myosis. Le myosis est uni ou bilatéral. Il peut être produit par une lésion de la cornée, un corps étranger, une iritis, les myotiques, ésérine ou pilocarpine; il est alors généralement unilatéral. Enfin, il est très souvent la conséquence d'une affection du système nerveux central, paralysie générale, tabes, sclérose en plaques. Les pupilles des vieillards sont généralement étroites, contrairement à celles des enfants qui sont dilatées.

Mydriase. — La dilatation de la pupille, ou mydriase, est produite par la paralysie du sphincter de l'iris, consécutive elle-même à une paralysie du moteur oculaire commun; la pupille dilatée demeure complètement immobile à la lumière, à la convergence, à l'accommodation.

Mais la mydriase n'est pas seulement produite par la paralysie du moteur oculaire commun; on la rencontre dans un certain nombre d'affections cérébrales qui donnent lieu à de la névrite, avec atrophie des nerfs optiques; dans les intoxications alimentaires, l'hystérie, l'épilepsie. Le glaucome, les traumatismes du globe oculaire, les lésions de l'orbite, qui intéressent le moteur oculaire commun, sont aussi des causes de mydriase; elle siège alors du côté de la lésion. Certains médicaments comme l'atropine, la duboisine, dits mydriatiques, produisent la mydriase médicamenteuse.

Lorsque la mydriase est consécutive à la paralysie complète du moteur oculaire commun, il y a en même temps du ptosis, du strabisme externe, la paralysie de l'accommodation, ce qui permet de différencier cette forme de mydriase d'avec les autres.

On dit qu'il y a *inégalité pupillaire* lorsque l'une des pupilles est plus large que l'autre; cette anisocorie a toujours un caractère pathologique. Elle est en général l'apanage des affections du système nerveux central : tabes et paralysie progressive.

Signe d'Argyll Robertson. — On dit d'un malade qu'il présente le signe d'Argyll Robertson, lorsque sa pupille demeure immobile à la lumière, tandis qu'elle se contracte sous l'influence de la convergence et de l'accommodation.

Toutes les fois donc qu'une pupille réagit à la lumière, si faible que soit la contraction, il n'y a pas de signe d'Argyll, l'arc d'excursion est d'autant plus faible que la pupille a un plus faible diamètre. En cas de doute, on arrive à se convaincre en projetant rapidement sur la rétine, avec une loupe, un faisceau lumineux puisé à une source lumineuse intense, et très souvent on obtient ainsi un rétrécissement qui sans ce moyen aurait passé inaperçu. Le signe d'Argyll est très fréquent dans le tabes, il existe aussi dans la sclérose en plaques, dans la

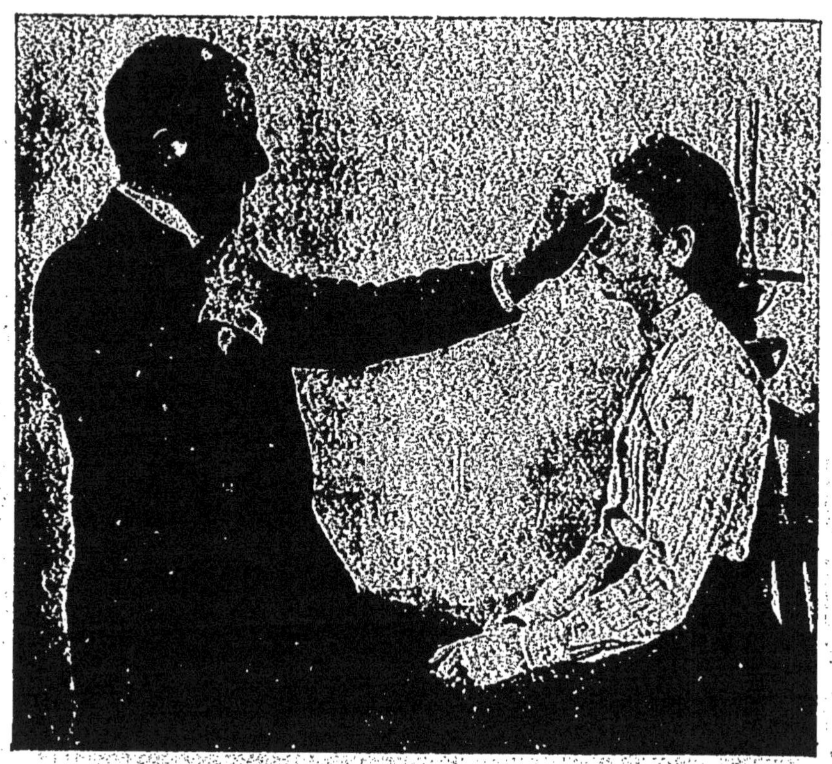

Fig. 1. — Examen de l'œil à l'ophtalmoscope (d'après SULZER).

paralysie générale, dans les affections nerveuses graves.

b) EXAMEN INTERNE. — On procède à l'examen du fond de l'œil avec l'ophtalmoscope, cet examen aura lieu dans une chambre noire, le malade étant assis auprès d'une table (fig. 1) sur laquelle se trouve la source lumineuse, bec de gaz ou lampe, placée un peu en arrière et à la hauteur de l'œil à examiner. On peut employer l'examen à l'image droite ou l'examen à l'image renversée; ce dernier procédé est le plus employé.

Pour faire un examen à l'image renversée, on place un écran entre le foyer lumineux et le visage du malade, toute la tête et aussi la région où se forme l'image, doit être dans l'obscurité. L'examinateur et le malade sont assis l'un en face de l'autre. Ce dernier tiendra la tête droite, ses yeux seulement se meuvent, en haut, en bas, à droite ou à gauche, pour faciliter l'examen. La distance qui sépare le malade de l'examinateur n'est pas fixe, elle varie entre 45 et 50 centimètres.

De la main droite, l'examinateur tient l'instrument qu'il place devant son œil droit, de façon à ce que le regard pénètre à travers le diaphragme, placé au centre du miroir concave, destiné à réfléchir les rayons lumineux venus de la source éclairante. Ces rayons, projetés dans l'œil du sujet, viennent en éclairer le fond. Entre le pouce et l'index de la main gauche, le médecin tient une lentille d'environ 15 dioptries, qu'il place sur le trajet des rayons lumineux qui sortent de l'œil examiné. Ces rayons, qui traversent la lentille, forment à son foyer une image renversée du fond de l'œil et c'est cette image que reçoit l'œil de l'observateur. Si elle n'est pas suffisamment nette, on avance ou on recule la tête, jusqu'à ce qu'elle le devienne.

L'examen à l'image renversée offre quelques difficultés aux débutants, à cause des reflets lumineux provenant du miroir, de la cornée, ou de la lentille, et qui empêchent de voir nettement l'image. Pour les éviter, il faut regarder un peu de côté et incliner légèrement la lentille ou pencher un peu la tête. Pour voir la papille, facilement accessible, on invite le malade à regarder un peu en dedans, celle-ci se trouve, en effet, en dedans du pôle postérieur de l'œil; on trouve la bonne position en disant au malade de regarder l'oreille gauche de l'observateur si c'est l'œil gauche qu'on examine et l'oreille droite si c'est l'œil droit.

Pour apercevoir les régions péripapillaires, on déplace légèrement la lentille ou la tête. Les régions périphériques du fond de l'œil sont visibles lorsqu'on invite le malade à regarder en haut et en bas, à droite et à gauche, successivement. Pour voir la macula qui se trouve au niveau du pôle postérieur de l'œil, l'observateur invite le sujet à le fixer au milieu du front.

La papille apparaît sous forme d'un disque rond ou ovale, d'où émergent des veines et des artères, de calibre variable, qui se ramifient dans toute la rétine. On constate assez fréquemment, autour de la papille, un anneau pigmenté, ou à son centre, une dépression qui porte le nom d'excavation physiologique.

L'ophtalmoscope permet encore de constater les opacités des milieux du globe oculaire : corps vitré et cristallin. Lorsque la cataracte est avancée la pupille prend un aspect particulier et elle peut être diagnostiquée à l'éclairage latéral.

Pour voir les opacités du corps vitré et du cristallin à l'ophtalmoscope, on se sert du miroir plan. Après avoir dilaté la pupille à l'euphtalmine ou à la cocaïne, on place devant le trou du miroir un verre convexe (si on est hypermétrope ou emmétrope) et en faisant mouvoir l'œil dans toutes les directions on aperçoit des opacités qui ont pour caractère distinctif d'être fixes ou mobiles.

Les opacités mobiles sont dans le corps vitré, les opacités fixes appartiennent soit à la cornée, soit au cristallin.

L'éclairage latéral permet de différencier les opacités cornéennes d'avec les opacités du cristallin.

INTERROGATOIRE DU MALADE

Il est nécessaire que le médecin parle à son malade avec douceur et bienveillance, de façon à raviver ses souvenirs sans le suggestionner. L'interrogatoire n'est pas toujours facile, pour préciser les souvenirs et les sensations du malade, il faut de la patience; tel malade qui se plaint de voir trouble est atteint d'une diplopie gênante qu'il ne sait pas discerner; tel autre se plaint d'être syphilitique, parce qu'il a pris du mercure ou parce qu'il a eu la blennorrhagie.

Dans la recherche de la syphilis il faut souvent du tact et d'autre part, on ne doit pas classer dans la syphilis les maladies dont on ignore la provenance. Il faut, pour faire un bon diagnostic, rechercher les véritables symptômes de la maladie : chancre, plaques muqueuses, éruptions diverses, ostéites, fausse couche, alopécie.

La réaction de WASSERMANN, qui est actuellement le moyen le plus employé pour la recherche de la syphilis, confirmera le diagnostic.

Les premières questions qu'on pose portent sur les troubles oculaires, la gêne et les douleurs ressenties par le malade, la date du début de l'affection : cela suffit parfois à poser le diagnostic; mais le plus souvent il faut procéder à un interrogatoire complet du malade, pour remonter à l'origine de sa maladie. L'interrogatoire portera d'abord sur les conditions de vie, les traumatismes, le surmenage subis par l'organe visuel.

L'analyse des urines mettra sur la voie des maladies de la nutrition : azoturie, phosphaturie, uricémie, diabète, albuminurie, qui produisent des toxines et retentissent sur l'organe visuel. L'uricémie, qui se caractérise par un excès d'acide urique dans le sang, cause des blépharites et des conjonctivites rebelles. Toutes les maladies des organes sécréteurs et excréteurs, foie, rein, intestin qui donnent lieu à une rétention de toxines, peuvent s'accompagner de troubles visuels, la constipation cause parfois, chez les adultes, des blépharites, des kératites rebelles; chez les enfants, des phlyctènes de la conjonctive, ou de la cornée.

Enfin l'interrogatoire et l'examen s'étendront aux maladies du cœur, des vaisseaux, du système nerveux. Chez un malade exempt de toute affection organique ou viscérale, il faut rechercher dans les conditions de vie la cause de son affection. Chez les graveurs, les dessinateurs et autres sujets, assujettis à une fixation prolongée, c'est le surmenage de la vue ou un vice de la réfraction, qu'il faut incriminer. Chez certains ouvriers on recherchera l'intoxication par le plomb, le sulfure de carbone, ou un autre toxique; toujours on pensera au tabac et à l'alcool.

Parfois le malade habite un local humide ou encore il est exposé sans cesse à un courant d'air froid, à un éclairage violent, à des vapeurs irritantes; d'autresfois, c'est dans l'emploi des teintures toxiques pour la barbe et les cheveux qu'il faut chercher la cause de la maladie.

La même diathèse donne lieu à une localisation différente pour chaque individu; ainsi, sous l'influence d'une alimentation impropre, un enfant fait une kératite, un autre de l'eczéma de la face; le froid détermine chez tel malade une iritis, chez tel autre une arthrite. On note, parfois, chez le même individu des phénomènes de suppléance; chez l'enfant, il n'est pas rare que la blépharite ulcéreuse succède à un eczéma de la tête ou inversement, parfois il y a des localisations multiples, les orgelets coexistent quelquefois avec l'acné de la face.

J'ai vu, chez deux malades qui n'étaient ni myopes, ni syphilitiques, des affections du fond de l'œil coexister avec une dermatose; l'un avait du psoriasis dans le dos, l'autre de l'eczéma de la main et des jambes, et tous les deux présentaient des plaques de choroïdite en foyers, vraisemblablement consécutives à une intoxication endogène à manifestations multiples.

Beaucoup d'affections oculaires externes : kératites, blépharites, conjonctivites sont, chez les enfants et chez les adultes, la conséquence d'une alimentation impropre ou d'un mauvais état des voies digestives.

Pour poser le pronostic d'une affection oculaire il est utile de savoir si elle progresse, ou si elle décroît, si elle est primitive ou récidivante, si elle est ancienne ou récente. Lorsque, le diagnostic étant établi et le traitement institué, le médecin est, à son tour, interrogé par le malade sur l'issue et la durée de son affection, il doit répondre avec réserve; si on est dans le doute, il faut demander quelques jours avant de se prononcer, et il est toujours utile de retarder la date probable de la guérison.

Enfin, si on ne peut pas trouver la cause de la

maladie, il est bon de s'en tenir à une thérapeutique inoffensive. Le médecin devra parfois réagir contre certaines tendances; il y a des malades qui s'imaginent que plus un médicament est douloureux, plus il est efficace, ce qui est faux; d'autres abusent sans raison des myotiques ou des mydriatiques.

Non seulement le diagnostic, mais aussi la guérison dépendent d'un interrogatoire sérieux; celui-ci a, en effet, l'avantage d'inspirer confiance au malade, plus disposé à suivre les prescriptions d'un médecin bienveillant et attentif.

J'ai soigné, récemment, une dame qui, lorsqu'elle vint me consulter, me tint ce langage :

« Je vous prierai, madame, de m'écouter avec attention. J'ai consulté plusieurs oculistes qui ne s'accordent pas sur mon cas. L'un d'eux ne m'a même pas écoutée, il m'a arrêtée immédiatement en me disant : « Je trouverai bien ce que vous avez « tout seul; inutile de tant parler. »

Elle me raconta alors que, par moments, elle voyait trouble; les objets semblaient bordés et elle les apercevait comme au travers d'une nappe d'eau mouvante. Elle éprouvait de la difficulté pour monter un escalier ou un trottoir; tous ces troubles s'accompagnaient d'une sensation nauséeuse extrêmement pénible.

Ces symptômes intermittents dataient de trois semaines, ils s'accompagnaient de névralgies dans tout le côté gauche de la tête, ainsi que d'une gêne dans les mouvements du globe. Au moment où elle vint me voir, la malade ne se plaignait de rien. J'eus alors l'idée de provoquer une diplopie légère en plaçant mon doigt dans l'angle externe, de façon à déplacer un peu en dedans le globe oculaire, et la malade s'écria : « Vous provoquez ainsi le trouble visuel et le vertige que je ressens par intervalles. » L'épreuve de la bougie me démontra la présence d'une diplopie consécutive à une paralysie du droit externe, les deux images superposées en partie se confondaient presque complètement. La diplopie n'apparaissait que dans certaine position latérale de la tête, ce qui explique pourquoi les troubles visuels étaient intermittents.

C'est donc l'étude des faits et des symptômes de la maladie, l'examen des conditions où elle s'est produite, qui mettent sur la voie du diagnostic; les recherches microscopiques et les analyses de laboratoire ne sont qu'à un plan secondaire et ne remplacent jamais l'interrogatoire.

Parmi les moyens de laboratoire les plus employés actuellement, il faut citer : la réaction de WASSERMANN, la cuti-réaction, la ponction lombaire.

RÉACTION DE WASSERMANN. — Le séro-diagnostic ou réaction de WASSERMANN, consiste à rechercher dans la circulation la présence des anticorps syphilitiques. On admet que la réaction négative ne prouve pas que le sujet n'est pas syphilitique; au contraire, la réaction positive prouve l'existence de la syphilis. Cette réaction est délicate, elle exige une technique spéciale, le mélange de divers éléments qui doivent répondre à certaines conditions; en sorte qu'elle n'est pas à la portée de tous les médecins.

Le diagnostic de la tuberculose se pose au moyen de la cuti-réaction de VON PIRQUET.

CUTI-RÉACTION. — La cuti-réaction de VON PIRQUET (1) se fait au moyen de l'ancienne tuberculine de KOCH, obtenue elle-même par l'évaporation de cultures tuberculeuses et la séparation des bacilles au moyen de la filtration. Ce procédé consiste à déposer sur le bras, d'abord aseptisé, et en deux points sur lesquels on a produit une petite plaie, avec une lancette, deux ou trois gouttes de tuberculine; on recouvre au moyen d'une mince couche de ouate. Aux points d'inoculation on trouve, après vingt-quatre heures, deux papules qui constituent un résultat positif.

PONCTION LOMBAIRE. — L'examen du liquide céphalo-rachidien sert à diagnostiquer l'origine tuberculeuse ou syphilitique d'une méningite et par suite d'une névrite optique. Pour faire

(1) ADAM, *Précis de Thérapeutique oculaire*. Tr. par le Dr L. HAHN.

une ponction lombaire et recueillir du liquide céphalo-rachidien, on se sert d'une aiguille en platine, de 10 centimètres de long, pouvant s'adapter à une seringue de verre.

Le malade est couché en chien de fusil, il fait le dos rond, de manière à faire saillir les espaces intervertébraux. La ponction est faite entre la quatrième et la cinquième vertèbre lombaire; on trouve facilement cet espace, sur la ligne transversale qui réunit les deux crêtes iliaques. L'aiguille est enfoncée, doucement et perpendiculairement à la colonne vertébrale, à 5 millimètres environ de la ligne médiane, un peu en haut et en dedans; on la pousse sur une longueur de 5 centimètres environ, le liquide s'écoule alors goutte à goutte. S'il ne sort pas, on déplace légèrement la pointe en la retirant un peu, soit en avant, soit de côté. On recueille le liquide avec la seringue, ou avec un tube. On peut en retirer de 8 à 10 centimètres, on évite ainsi les vertiges et les malaises consécutifs à l'extraction de quantités plus élevées.

Pour examiner le liquide céphalo-rachidien, on le divise d'abord en deux parties; l'une sera ensemencée sur des tubes de culture, l'autre se met au centrifugeur, le culot est fixé sur une lame et coloré. L'examen microscopique et la culture du liquide céphalo-rachidien mettent sur la voie de la tuberculose ou de la syphilis; dans les deux cas, il y a une prédominance marquée des lymphocytes; mais, comme toujours, l'examen clinique devra corroborer l'examen microscopique, pour que la lymphocytose ait une valeur absolue.

DU FROID ÉTIOLOGIQUE

De nos jours, le froid a presque complètement disparu des cadres étiologiques; lorsqu'il intervient, il n'est plus considéré comme la cause directe de la maladie, mais comme une cause secondaire; il exalte la virulence des microbes, mais à lui seul il est incapable de produire l'état morbide.

Cette élimination, dans l'étiologie générale, d'un agent physique important le froid, et même parfois des intoxications chimiques exogènes et endogènes en faveur de l'élément microbien, ne concorde pas avec l'observation clinique.

A l'état normal, on trouve dans les culs-de-sac conjonctivaux les mêmes saprophytes que l'on trouve dans les conjonctivites aiguës développées sous l'influence du froid; la présence du microbe n'est donc pas suffisante, pour produire l'état morbide, elle n'est pas non plus nécessaire à la conception de la maladie. Il est d'observation générale, que le froid exerce une profonde action sur tous les organismes vivants. Il trouble les fonctions organiques, il amoindrit ou supprime les échanges, il altère profondément la structure de toutes les cellules et produit la nécrose des éléments vivants. Le froid, dans un très grand nombre de cas, n'est pas la cause secondaire, mais la cause primitive et suffisante de l'état morbide.

J'appelle maladies des yeux rhumatismales, ou *a frigore*, toutes celles pour lesquelles le malade a subi l'action du froid, dans un laps de temps rapproché du début de la maladie.

Il y a, pendant l'hiver et au moment des changements brusques de température, des attaques de glaucome irritatif aigu, des iritis, des conjonctivites, accompagnées de violentes névralgies céphaliques, dentaires, ou otiques, qui sont certainement produites par le froid; ce sont là de véritables affections rhumatismales. En l'état actuel de la science, cette opinion étonnera beaucoup de gens; à ceux-là, je leur demanderai de faire un examen de conscience.

ALCOOLISME OCULAIRE

L'alcoolisme à manifestations oculaires se rencontre le plus souvent dans la classe ouvrière, mais il n'est pas très rare chez les gens du monde. L'alcool a une prédilection pour la cornée, la conjonctive, le nerf optique. La conjonctivite alcoolique est fréquente, le sujet qui en est atteint a les globes qui semblent saillants, les conjonctives bulbaire et palpébrale sont injectées, quelquefois tuméfiées, parfois on constate un larmoiement léger.

J'ai vu une petite fille de 14 ans, alcoolique; les parents l'avaient poussée à boire, et ensuite elle buvait en cachette. Elle présentait, depuis deux ans, une kérato-conjonctivite rebelle à de nombreux traitements et qui guérit en douze jours, après que je l'eus confessée, par la suppression de l'alcool. Du côté du nerf optique, les troubles déterminés par l'alcool sont très connus. Le plus souvent, on constate une décoloration de la papille, un scotome central pour le blanc et les couleurs, un abaissement de la vue, de l'atrophie optique, de l'inégalité pupillaire, de la mydriase. Les lésions dues à l'alcoolisme sont bilatérales.

LOCALISATIONS OCULAIRES DES MALADIES DE LA NUTRITION

Les maladies de la nutrition comme la goutte, l'azoturie, la phosphaturie, l'arthritisme, sont aptes à produire, en même temps que des manifestations cutanées, des manifestations oculaires, la maladie des yeux n'étant qu'une manifestation morbide analogue au furoncle, à l'eczéma, au psoriasis.

Dans l'arthritisme, il y a hyperacidité des milieux, c'est-à-dire excès d'acide urique et d'urates dans le sang et les urines. Les arthritiques sont sujets à des conjonctivites, des kératites, des ulcérations de la cornée, qui ne cèdent qu'à un régime approprié.

Il faut instituer un régime, interdire le café, le thé, l'alcool, les liqueurs, charcuteries, poissons, crustacés, gibiers et fromages ; donner du lait, des purgatifs, des alcalins, des eaux de Vals ou de Vichy.

Dans la phosphaturie les malades émettent des urines troubles. Comme chez les arthritiques, il faut instituer un régime, donner des purgatifs, des diurétiques qui opèrent un lavage du sang et enfin prescrire les alcalins sous leurs différentes formes.

CHAPITRE II

THÉRAPEUTIQUE LOCALE

Pommades. — Les pommades sont composées de corps gras, vaseline, lanoline, dans lesquels on incorpore un ou plusieurs médicaments. Elles sont, non seulement utiles, comme véhicules des médicaments, mais elles recouvrent la cornée d'un enduit protecteur. Ainsi, on évite le frottement des conjonctives palpébrales sur la cornée et par suite, on diminue la douleur locale, parfois si intense, dans certaines conjonctivites, certaines iritis, mais surtout dans les kératites et les ulcérations de la cornée.

Les pommades les plus employées et les doses les plus courantes, sont les suivantes :

Acide borique.... 0 gr. 30 à	0 gr. 40
Vaseline neutre...........	10 gr.

Avec une baguette de verre, mettre comme un

2.

gros pois dans l'œil, le soir au coucher ou plusieurs fois par jour.

Borate de soude. 0 gr. 30 à	0 gr. 40
Lanoline.	10 gr.

A employer de la même façon que la précédente.

Iodoforme.	0 gr. 30
Lanoline.	10 gr.

A mettre comme un pois dans l'œil une ou deux fois par jour.

Précipité jaune. . 0 gr. 20 à	0 gr. 30
Vaseline.	10 gr.

dont on met comme un grain de blé dans l'œil le soir au coucher.

Pommade calmante :

Chlorhydrate de cocaïne. . . .	0 gr. 30
Borate de soude.	0 gr. 20
Vaseline neutre.	10 gr.

A mettre comme un gros pois dans l'œil le soir au coucher.

Pommade au calomel :

Calomel.	0 gr. 30
Vaseline neutre.	10 gr.

A mettre comme un pois dans l'œil, contre les

taies de la cornée; on fera suivre d'un massage rotatoire de cinq minutes.

Le cacodylate de soude est très utile contre les taies de la cornée, à la période de réparation :

Cacodylate de soude.	0 gr. 30
Vaseline neutre.	10 gr.

À mettre dans l'œil comme un gros pois, avec massage.

Le collargol ou argent colloïdal s'emploie comme résolutif en pommade :

Collargol.	15 gr.
Vaseline.	50 gr.

On fait des frictions autour de l'orbite dans les affections de la cornée, les hypopyons, les conjonctivites purulentes.

Collyres. — Les collyres employés actuellement en ophtalmologie sont les collyres aqueux, les collyres huileux; ces derniers sont d'un usage très restreint. L'absorption des collyres aqueux par la muqueuse oculaire est rapide et facile; c'est ainsi que quelques gouttes d'une solution très faible d'atropine suffisent pour dilater la pupille après dix ou quinze minutes. Les collyres, quant à leurs propriétés, sont nombreux et variés; les plus employés sont : les astringents, les mydriatiques, les myotiques, les anesthésiques, les lymphagogues, les vaso-constricteurs.

A côté des collyres médicamenteux à propriétés bien définies, il en est d'autres d'un usage moins fréquent et plutôt empirique, parmi lesquels on place les iodures.

Les iodures de potassium et de sodium en solution à 3/100 et 4/100 sont employés comme collyres résolutifs, particulièrement dans le traitement médical de la cataracte. J'emploie avec succès, aussi à 3/100, l'iodure de sodium en injections sous-conjonctivales, dans le traitement des hémorragies du corps vitré chez les jeunes sujets et dans la kératite interstitielle.

Le benzoate de lithine à 3/100 ou 4/100 a aussi été employé contre le rhumatisme oculaire.

La fluorescéine sert à déceler les lésions de la cornée peu visibles à l'œil nu; c'est un colorant énergique, quelques gouttes d'une solution faible suffisent à colorer en jaune la perte de substance, qui demeurerait invisible à l'œil nu; on se sert de la solution :

Fluorescéine.	0 gr. 20
Carbonate de soude.	0 gr. 40
Eau distillée.	20 gr.

Elle n'est pas toxique et on peut l'employer en solution saturée (1).

(1) TERRIEN, *Précis d'Ophtalmologie*, p. 178.

Crayons. — Les crayons sont des corps durs, terminés en pointe arrondie à leur extrémité; avec lesquels on frotte, plus ou moins légèrement, soit les conjonctives, soit les bords palpébraux. Le crayon d'alun est un cristal d'alun qui est taillé en pointe également, c'est un astringent faible, on l'emploie dans les conjonctivites folliculaire et chronique simple; le crayon mitigé au nitrate d'argent et au nitrate de potasse est usité dans les conjonctivites granuleuses; le crayon au sulfate de cuivre, employé dans le même cas, est très toxique et aussi très douloureux.

MYDRIATIQUES. — Les mydriatiques sont des agents qui ont pour propriété spéciale de dilater la pupille; les plus employés sont : l'atropine, la duboisine, la scopolamine, l'euphtalmine.

a) *L'atropine.* — Comme tous les autres collyres, l'atropine est rapidement absorbée par la muqueuse conjonctivale; dix à quinze minutes après l'instillation de quelques gouttes d'une solution à 1/200, la pupille se dilate. A côté de ses propriétés mydriatiques, l'atropine produit encore la paralysie de l'accommodation et l'amblyopie. Ce médicament jouit de propriétés très actives; II ou III gouttes d'une solution à 1/1.000 suffisent encore à dilater la pupille et avec III gouttes de la solution à 1/200, la dilatation pupillaire dure huit ou dix jours.

L'abus de l'atropine donne lieu à ce qu'on appelle la conjonctivite atropinique; ce mydriatique élève la tension intra-oculaire, il est de plus toxique, enfin il occasionne une gêne de la vue consécutive à la paralysie de l'accommodation. Pour toutes ces raisons, il est préférable de n'employer que des doses faibles et un peu espacées, les doses fortes sont d'ailleurs inutiles, les solutions à 1/200 et 1/300 sont suffisantes pour tous les cas courants. Dans les kératites, les iritis légères, l'emploi journalier est inutile; III gouttes tous les deux ou trois jours de la solution suivante, que l'on peut alterner avec une solution de cocaïne, suffisent :

Sulfate neutre d'atropine. . . .	0 gr. 05
Eau distillée.	10 gr.

La solution à 1/100 sera réservée pour rompre les adhérences des iritis plastiques; on en mettra une goutte deux fois par jour au début, puis la dilatation obtenue, une fois par jour.

Les solutions fortes et répétées trois fois par jour sont inutiles et dangereuses; je me souviens d'un malade très fortement intoxiqué par une solution d'atropine à 1/100 dont il mettait, pour de l'iritis, V gouttes plusieurs fois par jour, depuis des semaines. Le malade atteint d'une photophobie intense, vivait dans une chambre obscure; il se plaignait de vertiges, était atteint d'une agitation extrême, le visage était vultueux, la gorge sèche, la déglutition très pénible; l'insomnie surtout était intolérable. La suppression du médicament ne suffit pas à ramener le calme et le sommeil, il fallut recourir au chloral pendant plusieurs soirs de suite.

Dans tous les cas de prescription de l'atropine, il faut toujours faire connaître aux malades que le médicament brouille la vue; en effet, ils sont éblouis et tout travail rapproché devient impossible, par suite de la paralysie de l'accommodation. L'effet est complet pendant cinq ou six jours, il diminue ensuite peu à peu.

b) *Homatropine.* — C'est un mydriatique dérivé de l'atropine, on s'en sert sous forme de bromhydrate à 1/100 et 1/200.

Homatropine.	0 gr. 05
Eau distillée.	10 gr.

III gouttes, une fois par jour.

La mydriase déterminée par l'homatropine dure peu, ce qui est un avantage dans certains cas comme pour les examens ophtalmoscopiques où toute gêne disparait rapidement; cet agent est moins toxique que l'atropine.

c) *Duboisine.* — Elle est employée sous forme de sulfate et aux mêmes doses que l'atropine; la mydriase est plus rapide, mais ses effets sont moins durables; aux mêmes doses elle est plus toxique que les précédentes; on l'emploie à 1/200.

Duboisine.	0 gr. 05
Eau distillée.	10 gr.

II ou III gouttes une fois par jour, puis tous les deux ou trois jours.

d) *Scopolamine.* — Son action mydriatique est plus puissante que celle de l'atropine; on l'emploie à doses faibles, 1/300.

Scopolamine.	0 gr. 03
Eau distillée.	10 gr.

e) *Euphtalmine.* — C'est un mydriatique dont l'action est rapide et qui est commode pour pratiquer l'examen du fond de l'œil, car il n'a aucune action sur l'accommodation. Il n'est pas toxique, son effet disparaît après deux ou trois heures; on l'emploie à la dose de 3/100. Sa composition se rapproche de celle de l'eucaïne.

L'atropine, la duboisine, la scopolamine, qui sont des mydriatiques énergiques, seront réservés pour les affections oculaires (iritis, kératites, ulcères graves) dans lequelles on veut obtenir une dilatation forte et de longue durée; les autres mydriatiques dont l'action est passagère, comme l'homatropine, l'euphtalmine, seront réservés aux examens ophtalmoscopiques.

On évitera ainsi au sujet la gêne qui résulte de l'instillation d'un fort mydriatique dont l'action se fait sentir pendant plusieurs jours.

MYOTIQUES

Sous le nom de myotiques, on désigne des collyres qui ont la propriété de contracter la pupille. Ce sont les antagonistes des mydriatiques; tandis que ceux-ci dilatent la pupille et paralysent l'accommodation, les myotiques rétrécissent la pupille et augmentent la contractilité du muscle ciliaire. En contractant la pupille, ils dégagent le canal de Fontana, et c'est à ce dégagement qu'on a attribué le pouvoir hypotenseur des myotiques, c'est-à-dire l'abaissement de la pression intra-oculaire.

Les myotiques les plus employés en ophtalmologie sont l'ésérine et la pilocarpine.

Ésérine. — Le sulfate neutre d'ésérine est le plus puissant des myotiques; c'est un médicament vasculaire qui rétrécit la pupille et dilate les vaisseaux. L'ésérine est indiquée sous forme de collyre dans les ulcérations périphériques de la cornée avec menace de perforation, pour éviter les enclavements.

Elle aide beaucoup à la résorption des exsudats de la chambre antérieure dans certaines ulcérations de la cornée qui s'accompagnent d'exsudats (hypopyon).

Dans l'iritis, elle est utile pour rompre les synéchies commençantes périphériques, mais il convient de l'employer alternativement avec l'atropine pour ne pas immobiliser l'iris, tandis que la pupille est contractée. Elle prévient et empêche la hernie de l'iris après les opérations de cataracte, sans iridectomie.

Mais c'est dans le glaucome, comme médicament hypotenseur, que l'ésérine est employée le plus fréquemment et avec le plus de succès.

Le collyre à l'ésérine détermine généralement des troubles de la vue, des douleurs et parfois une conjonctivite folliculaire.

L'action de l'atropine aux mêmes doses est plus intense que celle de l'ésérine, aussi faut-il se servir de solutions plus fortes pour l'ésérine si l'on veut obtenir des effets contraires sur le même œil.

L'ésérine est toxique; exposées à l'air, les solutions d'ésérine rougissent et se changent en rubrésérine. L'intoxication par cet agent se manifeste par des nausées, des vomissements, la pupille se contracte fortement, il y a une turgescence marquée des vaisseaux de l'iris.

A propos de cette action vasculaire de l'ésérine, je me souviens d'un fait. Ayant été appelée à examiner un enfant de 14 ans portant une cataracte congénitale double, je fis, pour voir la périphérie du cristallin, des instillations d'atropine. Après cet examen, je décidai d'intervenir en faisant deux iridectomies optiques. Le huitième jour la dilatation atropinique durait toujours; d'autre part, la mère était pressée de retourner en Algérie.

Pour éviter de blesser le cristallin, plus exposé, avec une pupille dilatée, je fis des instillations d'ésérine en vue de rétrécir la pupille et je pratiquai l'iridectomie des deux côtés.

Au moment de la section de l'iris, un véritable flot de sang inonda la chambre antérieure d'une façon anormale. A mesure que celle-ci se vidait par la plaie cornéenne, elle se remplissait de nouveau, immédiatement.

Le salicylate d'ésérine doit être prescrit à 1/100 ou 1/200. III gouttes le matin de cette dernière solution sont suffisantes pour beaucoup de cas.

Sulfate neutre d'ésérine. 0 gr. 05 ou	0 gr. 10
Eau distillée.	10 gr.

Les solutions d'ésérine fortes à 2/100, si elles sont continuées tous les jours et pendant longtemps, déterminent des troubles de la vue, de la gêne dans l'œil.

L'abus que font certains glaucomateux des collyres à l'ésérine appliqués plusieurs fois par jour pendant des mois n'est, je crois, pas sans danger chez les vieillards artério-scléreux. A cause de la turgescence des vaisseaux qu'elle détermine, l'ésérine n'est probablement pas étrangère à la production de ces hémorragies expulsives, avec rupture de la coque oculaire, que l'on constate tardivement chez les glaucomateux. J'ai vu des hémorragies de ce genre, avec rupture de la sclérotique, se produire chez deux vieillards glaucomateux qui faisaient abus de l'ésérine depuis de longs mois. L'un mettait plusieurs gouttes du collyre plusieurs fois par jour depuis neuf mois, l'autre depuis treize mois.

Dans le glaucome la solution à 1/100, III gouttes une fois par jour, ou la solution à 1/200, II gouttes deux fois par jour, sont suffisantes pour tous les cas, l'effet de l'ésérine durant dix heures.

Après deux semaines on ne fera plus qu'une instillation par jour pendant un mois, puis tous les deux jours.

Pilocarpine. — La pilocarpine a des propriétés analogues à celles de l'ésérine, bien qu'elle soit moins active. Aux mêmes doses, elle n'a pas les mêmes inconvénients, tels que : troubles de la vue, gêne dans l'œil, occasionnés par l'ésérine; elle remplace cette dernière avantageusement, lorsque l'usage des myotiques doit être continué pendant longtemps, comme dans le glaucome.

La pilocarpine a les mêmes indications que l'ésérine; on s'en sert dans les affections du corps vitré, les différentes variétés de glaucome, les ritis.

Dans le glaucome, la solution à 1/100 dont on met III gouttes une fois par jour, ou la solution à 1/200 II gouttes deux fois par jour, sont suffisantes pour tous les cas; c'est le chlorhydrate de pilocarpine qu'on emploie en ophtalmologie :

Clorhydrate de pilocarpine. . .	0 gr. 05
Eau distillée.	10 gr.

Anesthésiques. — La *cocaïne* est très employée et rend de grands services comme anesthésique de l'œil; elle a l'inconvénient de produire une desquamation légère de l'épithélium de la cornée. Pour les opérations qui durent peu, comme la cataracte, l'iridectomie, on emploie les instillations répétées à plusieurs reprises, à quelques minutes d'intervalle, de la solution à 3/100 ou 4/100.

Chlorhydrate de cocaïne. 0 gr. 30 à	0 gr. 40
Eau distillée.	10 gr.

dont on met V gouttes à plusieurs reprises; il faut attendre dix minutes avant de commencer.

Les injections sous-conjonctivales et sous-cutanées sont réservées aux opérations de longue durée, comme le strabisme, la blépharoplastie. Ces injections sont faites avec des solutions à 1/100 et 2/100 au moyen de la seringue de Pravaz, quelques gouttes de la solution à plusieurs reprises; on ne doit pas dépasser, pour éviter tout ennui, 2 centigrammes de cocaïne; la seringue de Pravaz contient 1 gramme de la solution.

Comme agent thérapeutique, on emploie la solution

à 2/100 et 3/100, en instillations, V gouttes une ou deux fois par jour suivant les cas :

Chlorhydrate de cocaïne.	0 gr. 20 à 0 gr. 30
Eau distillée.................	10 gr.

Cette médication calme les douleurs dans la kératite, l'iritis; elle diminue la photophobie et le larmoiement. L'emploi de la cocaïne pour l'examen ophtalmoscopique est préférable à celui de l'atropine, surtout chez les personnes âgées, chez lesquelles il faut toujours éviter une crise de glaucome; de plus l'atropine en déterminant la paralysie de l'accommodation, trouble la vue des malades, produit de l'éblouissement et ainsi occasionne une gêne qui dure quelques jours; les effets mydriatiques de la cocaïne ont l'avantage de ne durer que quelques heures et d'être moins intenses. Dans les iritis, les kératites, on emploie avec succès et alternativement de l'atropine et de la cocaïne.

Novocaïne. — La novocaïne a les mêmes propriétés que la cocaïne, à des degrés moindres; elle est moins toxique que cette dernière et elle produit une anesthésie passagère. On l'emploie en solution à 3/100 et 4/100.

Stovaïne. — C'est également un succédané de la cocaïne, avec laquelle elle offre beaucoup d'analogie.

Elle jouit, comme cette dernière, de propriétés mydriatiques et analgésiques, bien qu'elle soit moins toxique. C'est pour cette raison qu'il est utile d'alterner les collyres à la cocaïne et à la stovaïne, ou de remplacer la cocaïne par la stovaïne, dans les affections qui sont à la fois douloureuses et longues et qui demandent un usage fréquent et prolongé des analgésiques.

On emploie le chlorhydrate qui est un produit stable en solution à 3/100 et 4/100; l'anesthésie est manifeste après dix minutes.

Stovaïne. . . . . . 0 gr. 30 à	0 gr. 40
Eau distillée.	10 gr.

C'est M. DE LAPERSONNE qui a vulgarisé en 1904 l'usage de la stovaïne comme anesthésique de l'œil. Après un long usage dans son service de l'Hôtel-Dieu, de la stovaïne en collyre à 4/100 et en injections sous-conjonctivales à 1/100, cet auteur conclut à un pouvoir anesthésique moindre que celui de la cocaïne, celle-ci demeurant le meilleur des anesthésiques.

ASTRINGENTS. — Les astringents sont doués de propriétés spéciales; ils resserrent les tissus, excitent la contractilité organique et stimulent la circulation locale. Les plus employés sont : l'alun, le sulfate de zinc, le tannin, les sels d'argent; on s'en sert, d'une façon générale, à 1/100 et 1/200.

Alun.	0 gr. 10
Eau distillée.	10 gr.

ou :

Sulfate de zinc.	0 gr. 05
Eau distillée.	10 gr.

qu'on remplace chez les personnes sensibles par :

Sulfate de zinc.	0 gr. 05
Cocaïne.	0 gr. 20
Eau distillée.	10 gr.

ou :

Tannin.	0 gr. 10
Eau distillée.	10 gr.

ou :

Protargol.	0 gr. 10
Eau distillée.	10 gr.

ou :

Argyrol.	0 gr. 10
Eau distillée.	10 gr.

On met de chaque collyre V gouttes le matin pendant quelques jours, tous les jours, puis tous les deux ou trois jours, suivant les cas. Après quinze jours on doit remplacer le collyre à l'argyrol et au protargol par un autre collyre pour éviter l'argyrose.

Sels d'argent. — Suivant les doses, les sels d'argent sont astringents, caustiques, ou simplement antiseptiques. Le nitrate d'argent est employé depuis longtemps, mais c'est à Darier qu'on doit l'application de l'argyrol, du protargol en thérapeutique oculaire.

a) *Nitrate d'argent.* — C'est un agent très caustique, que l'on emploie sous forme de collyres et sous forme de crayon, pur ou mitigé, nitrate d'argent et nitrate de potasse.

C'est le médicament spécifique de l'ophtalmie des nouveau-nés; il ne faut pas oublier, toutefois, que les solutions fortes et l'usage prolongé produisent des fausses membranes, des infiltrations, des ulcérations de la cornée. La solution à 1/40 est une solution forte; si on fait deux badigeonnages par jour, la solution à 1/100 est suffisante pour les cas ordinaires; on évite ainsi tout désagrément.

Je me souviens d'un enfant atteint d'ophtalmie des nouveau-nés auquel on avait fait des badigeonnages avec la solution au 1/40 pendant plusieurs semaines deux fois par jour. Il avait, lorsque je le vis, les conjonctives palpébrales recouvertes d'une fausse membrane épaisse et adhérente sous laquelle la conjonctive saignait; la cornée était très infiltrée, la conjonctive bulbaire chémotique, la suppuration abondante. Je pensai que la fausse membrane était due à l'abus du nitrate d'argent et, en effet, dès que j'eus remplacé ce dernier par le protargol, elle ne se reproduisit plus.

L'usage du nitrate d'argent à 1/100 ou 2/100 s'étend à l'ophtalmie purulente des adultes comme à l'ophtalmie des nouveau-nés. On l'emploie également à 1/100 dans certaines formes de conjonctivite chronique. La solution à 1/100 peut être employée une fois par jour pendant quelques semaines :

Nitrate d'argent.	0 gr. 10 à 0 gr. 20
Eau distillée.	10 gr.

Dès après l'application au pinceau du nitrate d'argent, on neutralise avec un autre pinceau trempé dans du chlorure de sodium. Les badigeonnages seront faits, une fois ou deux fois par jour, puis tous les deux jours; si la conjonctive palpébrale devient lardacée ou si les fausses membranes font leur apparition, on suspend l'emploi du nitrate. La cornée doit être surveillée et on doit éviter dans tous les cas de mettre du nitrate d'argent en contact avec la cornée.

Avec la main droite on retourne la paupière supérieure et la paupière inférieure; avec le pouce et l'index de la main gauche, on met en contact les deux plicatures, puis on passe le pinceau tenu de la main droite et trempé dans la solution argentique sur les paupières ainsi retournées; on évite en procédant ainsi, l'introduction du médicament dans l'œil et sur la cornée.

Il ne faut pas omettre de neutraliser avec un pinceau trempé dans une solution saturée de chlorure de sodium.

b) *Protargol.* — C'est une combinaison albumineuse d'argent qui rend de grands services à peu près dans toutes les formes de conjonctivite. Employé aux faibles doses de 2/100 à 3/100, ce sel d'argent n'est pas douloureux et les malades le tolèrent bien. On a employé des solutions très fortes, 5/100 à 10/100, I ou II gouttes une fois par jour; mais si l'usage du médicament doit être continué pendant longtemps, il faut s'en tenir aux solutions faibles pour éviter que les paupières ne prennent cette coloration brune indélébile, à laquelle on a donné le nom d'argyrose et qui laisse aux malades, surtout aux femmes, un si mauvais souvenir du médecin.

On prescrira donc de préférence, pour les cas courants de conjonctivite aiguë, subaiguë, chronique simple :

Protargol......	0 gr. 10 à 0 gr. 20
Eau distillée.............	10 gr.

dont on met IV ou V gouttes le matin pendant huit jours tous les jours, puis tous les deux ou trois jours. Après quinze jours, il est bon de changer le collyre par un autre astringent pour éviter l'argyrose, si le malade n'est pas guéri.

Les solutions doivent être conservées à l'abri de

la lumière; la coloration des paupières doit toujours être surveillée.

c) *Argyrol.* — Comme le protargol, l'argyrol est une combinaison albumineuse d'argent et il jouit de propriétés analogues. Ce médicament très stable est indolore et on l'emploie aux mêmes doses et dans les mêmes cas que le protargol; mais il produit facilement l'argyrose, sa teneur en argent étant supérieure.

La coloration brune de la conjonctive apparaît après quelques jours d'application d'une solution forte à 6/100.

On doit employer les solutions à 1/100 et 2/100 et on doit, après quinze jours d'un usage journalier, espacer les instillations, ou le remplacer par un autre astringent :

Argyrol.	0 gr. 10 à 0 gr. 20
Eau distillée.	10 gr.

dont on met III à V gouttes le matin, tous les jours pendant huit jours, puis tous les deux ou trois jours.

d) *Collurgol.* — Le collargol ou argent colloïdal, s'emploie en pommade avec laquelle on fait des frictions périorbitaires.

Antiseptiques. — L'antisepsie est cette partie de la thérapeutique qui a pour but de combattre les maladies dues au développement des germes pathogènes; les plus employés en ophtalmologie sont : l'acide borique, le borate de soude, le permanganate de potasse, l'iodoforme, les composés mercuriaux.

a) L'*acide borique* et le borate de soude sont deux antiseptiques faibles qui ne sont ni caustiques, ni toxiques; on ne doit cependant pas les employer en solution saturée. On les emploie en lavages, pommades, compresses humides, à la dose de 3/100 à 5/100.

Acide borique.	0 gr. 30
Lanoline.	10 gr.

Comme un gros pois dans l'œil, le soir au coucher. Pour lavages :

Acide borique.	30 gr.
Eau distillée.	1 lit.

b) Le *permanganate de potasse* est caustique à fortes doses; en raison de sa causticité, on ne doit pas l'employer à plus de 1/5.000 dans l'ophtalmie des nouveau-nés. Je me souviens d'un enfant traité en province pour l'ophtalmie des nouveau-nés, auquel on avait fait de grands lavages avec une solution forte de permanganate de potasse et qui eut de l'eczéma médicamenteux de la face et du cuir chevelu, sur le front et les joues, aux points où les doigts avaient été placés, pour l'écartement des paupières, il y avait des cupules où la peau avait été en partie détruite.

c) *Composés mercuriaux.* — Le biiodure de mercure, le cyanure de mercure, le sublimé sont employés comme antiseptiques pour faire des lavages en thérapeutique oculaire. Si on veut éviter toute action irritante, il faut les prescrire à la dose de 1/5.000.

d) *Ichthyol.* — L'ichthyol est peu caustique; c'est un agent qui jouit de propriétés kératoplastiques en même temps que de propriétés antiseptiques. On l'emploie en pommade contre l'eczéma palpébral, à la dose moyenne de 3/100.

Ichthyol.	0 gr. 30
Lanoline.	10 gr.

e) *Iodoforme.* — C'est un antiseptique peu toxique, mais les doses élevées produisent un érythème de la peau.

Il est donc utile d'employer des doses faibles; on l'emploie en pommade à la dose de 3/100.

Iodoforme.	0 gr. 30
Lanoline.	10 gr.

f) *Eau oxygénée.* — L'eau oxygénée a été employée en collyre et en lavages. Les instillations du collyre d'eau oxygénée à dix volumes produisent une sensation de cuisson très fugace. Pour les lavages, il est préférable de l'employer à cinq ou six volumes.

g) Le *bleu d'éthyle* a été employé par PANAS comme antiseptique.

Le bleu de méthyle a été employé contre les épithéliomas de la face et des paupières en badigeonnages en solution à 1/50.

VASO-CONSTRICTEURS. — L'*adrénaline* est un vaso-constricteur énergique; on emploie la solution du commerce à 1/1.000.

Adrénaline à 1/1.000........	3 à 4 gr.
Eau distillée...............	10 gr.

dont on met IV ou V gouttes dans l'œil.

Elle détermine l'anémie de toute la surface du globe oculaire, la muqueuse devient pâle. Cette anémie dure environ une heure et aucun agent ne produit pareil effet. Associée à la cocaïne, l'adrénaline augmente l'action anesthésique de celle-ci, en même temps qu'elle décongestionne l'œil; son emploi diminue la quantité du sang épanché, dans les opérations qui sont faites sur les conjonctives oculaire et palpébrale.

Adrénaline à 1/1.000........	2 gr.
Cocaïne...................	0 gr. 30
Eau distillée..............	10 gr.

dont on met V gouttes, à plusieurs reprises, avant de faire l'opération. Ce mélange des deux médicaments est indiqué dans l'opération du strabisme et l'extraction des corps étrangers du globe oculaire

Comme agent thérapeutique, on l'a conseillé également dans les états congestifs et irritatifs anciens, les granulations, le catarrhe printanier. DARIER estime qu'elle abaisse la tension dans le glaucome; associée à l'ésérine, l'adrénaline serait très utile dans le glaucome aigu et chronique.

LYMPHAGOGUES. — C'est DARIER, auquel la thérapeutique oculaire est redevable de tant de médicaments, qui a introduit la *dionine* ou éthylmorphine en ophtalmologie. Cet agent est doué surtout de propriétés lymphagogues puissantes; après dix à quinze minutes, il produit une stase lymphatique qui se manifeste par un chémosis très remarquable des muqueuses bulbaire et palpébrale. Elle est de de plus analgésique, et pour ces propriétés diverses a été employée avec succès contre les affections irritatives et inflammatoires de la cornée, de l'iris, de la choroïde, de la rétine, le glaucome; c'est un véritable révulsif oculaire.

L'instillation de quelques gouttes s'accompagne d'une sensation de cuisson et le chémosis apparaît peu après, ainsi que les éternuements et un écoulement nasal. Ces phénomènes durent quelques heures, parfois jusqu'au lendemain.

Les solutions fortes à 5/100 et 10/100 sont sans danger, mais très gênantes, à cause du chémosis intense qu'elles produisent et qui rebute beaucoup de malades.

Les doses moyennes, 2 à 3/100, ont des propriétés moins prononcées, bien que très nettes, et sont préférables. On doit prévenir le malade des effets prochains du médicament.

On formule ainsi :

Dionine. . . . . . . 0 gr. 20 à	0 gr. 30
Eau distillée.	10 gr.

V gouttes une fois par jour.

La dionine peut être mélangée avec les mydriatiques ou les myotiques.

Darier emploie la formule :

Dionine.	0 gr. 10
Cocaïne.	0 gr. 10
Atropine.	0 gr. 02
Eau distillée.	10 gr.

Dans les cas d'iritis, pour faire de la révulsion et en même temps dilater la pupille, on donne :

Sulfate d'atropine.	0 gr. 05
Dionine.	0 gr. 10
Eau distillée.	10 gr.

dont on met III gouttes une fois par jour, puis tous les deux jours.

On peut, si on préfère, l'associer à la cocaïne pour en renforcer l'effet :

Cocaïne.	} ââ 0 gr. 20
Dionine.	
Eau distillée.	10 gr.

dont on met V gouttes une ou deux fois par jour.

Bromèine. — La bromèine ou bromhydrate acide de codéine est, comme la dionine, un médicament lymphagogue et analgésique; elle a sur celle-ci l'avantage de produire moins de chémosis. Je l'emploie comme la dionine et à sa place, dans les états congestifs et irritatifs : kératites, iritis, choroïdites :

Bromèine. . . . . . 0 gr. 20 à	0 gr. 30
Eau distillée.	10 gr.

V gouttes une fois par jour.

On peut la mélanger aux mydriatiques :

Bromèine.	0 gr. 10
Atropine.	0 gr. 02
Eau distillée.	10 gr.

dont on met III gouttes une fois par jour.

On peut également l'associer aux analgésiques :

Cocaïne.	} ââ 0 gr. 20
Bromèine.	
Eau distillée.	10 gr.

dont on met V gouttes une ou deux fois par jour.

INJECTIONS SOUS-CONJONCTIVALES

Les injections sous-conjonctivales sont anesthésiques ou médicamenteuses. Les injections anesthésiques sont faites à la cocaïne; on se sert de solutions faibles, 1/100 à 2/100, à la dose de quelques gouttes à plusieurs reprises. Si on ne dépasse pas 1 ou 2 centigrammes de cocaïne, on évite tout accident. Le malade sera couché et devra ne pas être à jeun.

C'est dans le strabisme et les blépharoplasties que les injections sous-conjonctivales sont le plus souvent employées. Elles déterminent, dans le premier cas, un boursouflement qui gêne la recherche du muscle; il est préférable de les faire assez loin du point d'insertion. L'aiguille est tenue horizontalement de la main droite, de la main gauche on soulève la conjonctive avec la pince, de façon à pénétrer sous la muqueuse. Il faut attendre, si on veut atteindre le but, que la cocaïne diffuse, une dizaine de minutes; on y aide en faisant un léger massage.

Les injections médicamenteuses sont faites dans le cul-de-sac inférieur. Pour les pratiquer, on développe le cul-de-sac inférieur en tirant sur la paupière, avec le pouce. On aperçoit un pli longitudinal de la conjonctive; on invite le malade à regarder en haut et on introduit l'aiguille horizontalement et parallèlement au bord palpébral.

Les injections sous-conjonctivales de chlorure de

sodium et de sublimé ont été préconisées par DARIER, qui les emploie dans un grand nombre d'affections irritatives et inflammatoires : iritis, kératites, choroïdites, avec succès. Les injections de chlorure de sodium sont moins douloureuses que celles de sublimé. Elles ont une action lymphagogue et activent, d'après cet auteur, la résorption des exsudats. La solution de chlorure de sodium à 3/100, à la dose de une demi-seringue de Pravaz, est bien supportée. Les injections ne seront renouvelées que tous les trois ou quatre jours si l'absorption s'est bien faite.

J'emploie avec avantage les injections d'iodure de sodium en solution à 3/100 dans la kératite interstitielle, le décollement de la rétine, quelques choroïdites récentes avec flocons, dans les hémorragies du corps vitré chez les jeunes sujets, à la dose de une demi-seringue de Pravaz, deux ou trois fois par semaine.

La douleur provoquée par ces injections dure environ une heure. On peut faire une injection à chaque œil; elles seront suivies d'un léger massage pour favoriser la diffusion du liquide.

J'emploie également les injections sous-conjonctivales de cacodylate de soude en solution à 3/100 dans les ulcérations de la cornée, comme reccorporant, à la dose de une demi-seringue de Pravaz, tous les deux jours pendant vingt jours ou un mois.

MASSAGE

Le massage active la circulation dans les vaisseaux sanguins et lymphatiques et cette activité circulatoire favorise les échanges et la résorption des exsudats épanchés.

A la période de réparation, il facilite par l'apport d'un sang nouveau, la réfection des tissus dégénérés

On l'emploie, en ophtalmologie, dans les infiltrations et les taies de la cornée, sous forme de massage direct sur le globe oculaire; on s'en sert aussi avec avantage sur les paupières, dans les œdèmes des hypermétropes, des presbytes, ou des sujets ayant une circulation défectueuse. Il fait souvent disparaître le bourrelet disgracieux, s'il n'est pas d'origine albuminurique, que l'on rencontre chez certaines femmes aux paupières, mais surtout à la paupière inférieure. Il rend de grands services et aide à la guérison de toutes les paralysies oculaires motrices périphériques, d'origine grippale ou rhumatismale, en excitant les fibres musculaires et les filets nerveux des muscles moteurs de l'œil.

Comme le massage direct est très douloureux, dans les maladies aiguës du globe d'ordre irritatif, j'emploie le massage indirect ou périorbitaire.

Presque toutes les maladies congestives et exsudatives douloureuses du globe oculaire sont favorablement influencées par le massage périorbitaire. C'est un dérivatif énergique qui produit dans les régions massées un appel de sang et de lymphe détournés du globe oculaire. Les hypopyons, les phlegmons du sac, les conjonctivites catarrhales ou purulentes, les iritis, les épisclérites subissent des modifications favorables portant sur les œdèmes, les exsudats, le chémosis, la rougeur qui diminuent sensiblement.

Le massage direct se fait sur le globe oculaire, avec le pouce, les paupières étant fermées, pendant dix minutes chaque jour.

Il est horizontal ou rotatoire; celui-ci est utile dans les taies de la cornée et pour faciliter la diffusion des pommades.

Le massage périorbitaire est un massage indirect, qui se fait sur le front, les tempes, les joues, tout autour de l'orbite. C'est la peau et les tissus sous-cutanés qui en sont le siège; il consiste, comme le massage facial, en pressions, frictions et pincements des tissus entre le pouce et l'index; chaque séance journalière doit durer quinze minutes

DU CHAUD ET DU FROID EN THÉRAPEUTIQUE OCULAIRE

La chaleur et le froid sont deux agents thérapeutiques d'une grande utilité en oculistique.

a) La *chaleur* est sédative et très analgésique pour tous les états irritatifs, comme certaines formes douloureuses de glaucome, d'iritis, de kératites;

dans les états exsudatifs, certaines formes de névrites, d'iritis, de choroïdites; elle favorise la résorption des œdèmes et des exsudats en activant la circulation. Elle favorise également la diapédèse et, par suite, la production des abcès et l'accumulation du pus.

C'est pour cette raison qu'elle est contre-indiquée dans toutes les affections suppuratives du globe, ulcère à hypopyon, ophtalmie des nouveau-nés, conjonctivites purulentes des adultes où il faut toujours craindre une perforation de la cornée, avec hernie de l'iris.

La chaleur a surtout des propriétés curatives dans toutes les affections d'origine rhumatismale n'ayant pas de tendance à la suppuration : conjonctivites, iritis, choroïdites. Elle est appliquée trois fois par jour pendant un quart d'heure sous forme de compresses sèches ou humides, de lotions, de bains d'yeux, de cataplasmes, de pulvérisations.

Les affections chroniques qui sont la conséquence de l'humidité, du séjour dans les puits, les caves, les sous-sols, doivent être soignées par la chaleur sèche, sous forme de compresses appliquées trois fois par jour, pendant un quart d'heure.

Dans les kératites interstitielles, les compresses humides activent la vascularisation de la cornée et aident à la résolution des exsudats.

b) Le *froid* abaisse la température, produit la vaso-constriction, entrave la diapédèse.

Les conjonctivites d'origine professionnelle, comme celles des couturières, des employés de bureau, qui résultent souvent de l'abus des lumières vives; celles des maçons, des terrassiers, des cantonniers, matelassiers, cardeurs et autres, produites par le maniement des poussières diverses, sont très soulagées par les grands lavages froids renouvelés trois fois par jour; ceux-ci calment la sensation de chaleur et éliminent les atomes poussiéreux. Les compresses jointes aux lavages ont un effet plus durable.

Pour appliquer les compresses, on emploie de la toile pliée en quatre, de façon à faire un rectangle de la grandeur de la main. On exprime la toile pliée et mouillée, avant de l'appliquer sur l'œil, et on la renouvelle dès qu'elle a perdu sa température. On trempe les compresses dans de l'eau boriquée, de l'infusion de camomille, de mauve, de pavot, chaude ou froide, suivant le cas.

Il est préférable de les appliquer le malade étant au lit; s'il est levé, il tiendra la tête renversée en arrière sur le dos d'un fauteuil.

Dans les conjonctivites purulentes avec sécrétions abondantes, dans l'ophtalmie des nouveau-nés, la blennorrhée des adultes, il est bon de nettoyer l'œil plusieurs fois par jour au moyen d'irrigations faites avec la seringue d'Anel ou l'appareil laveur de Kalt. Les compresses froides évaporantes, appliquées trois ou quatre fois par jour pendant un quart d'heure, diminuent le gonflement, la congestion, soustraient du calorique et calment les phénomènes généraux.

Dans les diverses formes de glaucome, les hémorragies du corps vitré, de la rétine, les compresses chaudes semblent diminuer les crises et activer la résorption des exsudats hémorragiques. Dans les panophtalmies au début, les compresses glacées calment les phénomènes douloureux inflammatoires et généraux. Les plaies de la conjonctive et de la cornée seront traitées par les lavages froids d'eau boriquée ou d'eau bouillie. Il en est de même des brûlures du globe oculaire.

Dans les plaies perforantes on emploiera avec avantage les compresses froides pour prévenir la suppuration.

CHAPITRE III

THÉRAPEUTIQUE GÉNÉRALE

RÉVULSIFS, PURGATIFS, DÉRIVATIFS

Un peu oubliés de nos jours, les purgatifs et les dérivatifs ont une action importante comme décongestifs, en faisant un appel de sang en un point éloigné de l'organe malade et en facilitant l'élimination des toxines.

Les purgatifs, non seulement ont des propriétés évacuatrices, mais souvent ils améliorent les fonctions digestives. Les sujets atteints d'une de ces affections oculaires traînantes, comme le sont certaines blépharites, conjonctivites, ou même certaines choroïdites, et qui se plaignent, en dehors de leur localisation oculaire, de constipation, retirent un grand bienfait de l'emploi des laxatifs répétés.

Les *purgatifs* qui agissent comme décongestifs

de la tête, sont très utiles dans toutes les affections oculaires aiguës, d'ordre irritatif et congestif : kératites, iritis, névrite, glaucome inflammatoire, etc.

Il convient de distinguer les laxatifs des purgatifs.

Les premiers peuvent être employés pendant plusieurs jours de suite. Ainsi, on donne un verre à bordeaux d'eau de Rubinat, de Carabaña ; ou encore un ou deux verres ordinaires d'eau de Châtel-Guyon où de Montmirail, suivant l'effet qu'on désire obtenir, le matin, pendant deux ou trois jours de suite. L'eau de Sedlitz, l'eau de Janos, plus actives que les dernières, sont laxatives, ou purgatives, à la dose de un à deux verres le matin à jeun.

La rhubarbe en cachets de 0 gr. 50 pour un cachet ; l'huile de ricin, 30 grammes pour les adultes, 10 grammes pour les enfants, sont des purgatifs de choix.

On administre cette dernière dans du café sucré, dans du jus d'orange ou de citron

L'aloès se donne à la dose de 0 gr. 50 à 1 gramme par jour, pour un purgatif.

Aloès...............	0 gr. 10
Savon amygdalin.....	Q. s. pour une pilule.

dont on donnera 5 à 10 pilules par jour, pour un purgatif, et 2 à 4 pour un laxatif.

Aux enfants on peut donner, suivant l'âge, du calomel, de la manne, de l'huile de ricin, ou encore du sirop de manne ou du sirop de chicorée, à la dose de deux cuillerées à café, le matin à jeun.

Avant 2 ans, il est facile d'administrer 1 centigramme de calomel dans du lait; la manne est le purgatif de choix; d'un goût agréable, on l'administre facilement dans du lait, à la dose de 5 à 30 grammes suivant l'âge; à 3 ans on peut donner 30 grammes. L'huile de ricin remplit le même but, à la dose de une ou deux cuillerées à café, chaque cuillerée contenant 5 grammes.

Les *révulsifs* sont des agents qui déterminent, au point d'application, une irritation avec congestion; ils sont, par suite, décongestifs pour la région malade. On les divise en rubéfiants et en vésicants. En pathologie oculaire, les rubéfiants les plus employés sont : les bains de pieds sinapisés et les cataplasmes aux mollets. Ces cataplasmes sont préparés avec 200 grammes de farine de moutarde, au préalable délayée à l'eau tiède, avec laquelle on forme une bouillie épaisse. Ils restent en place environ quinze minutes. Les pédiluves sont préparés avec 200 grammes de farine pour un bain de pieds très chaud; on délaye d'abord à l'eau tiède.

Le type des vésicants est le vésicatoire; il peut être de 8 centimètres carrés, ou de 10 centimètres carrés; on le laisse en place une dizaine d'heures, jusqu'à la production des phlyctènes que l'on incise à la partie déclive. On dit qu'il est volant, si on laisse la plaie cicatriser de suite; il est permanent, si on entretient cette dernière avec la pommade épispastique.

Le vésicatoire, tombé dans l'oubli, est très utile dans toutes les affections oculaires qui s'accompagnent d'irritation et de congestion intense des yeux, en déterminant en un autre point du corps un appel de toxines et une congestion artificielle.

On l'emploie avec succès dans les choroïdites aiguës, les iritis, les névrites périphériques, les kératites avec ulcérations, les hypopyons, les glaucomes aigus irritatifs.

Il est contre-indiqué chez les sujets atteints de néphrites, chez les diabétiques, les cachectiques, les vieillards.

La mouche de Milan est un petit emplâtre vésicant étendu sur un morceau de taffetas noir; on la place à la tempe, ou mieux, derrière l'oreille.

Les vésicatoires sont placés sur le bras ou au milieu du dos.

Saignée. — La plus employée en ophtalmologie est la saignée locale, que l'on fait au moyen de sangsues. En soustrayant une certaine quantité de sang, elle diminue la congestion, la douleur et facilite la résorption des exsudats.

Il faut se rappeler que les sangsues laissent des cicatrices blanches indélébiles; on doit donc, si on ne veut pas avoir de cicatrices visibles, les appliquer de préférence derrière l'oreille, au lieu de les mettre à la tempe.

Pour appliquer les sangsues, il faut d'abord laver la région au savon, mettre un peu d'eau sucrée et les appliquer en les plaçant dans un verre que l'on renverse sur l'endroit choisi. Chaque sangsue absorbe, environ, 5 grammes; on peut en appliquer de 5 à 10. On comprime la plaie, lorsqu'elles sont tombées, avec un tampon, jusqu'à ce que l'écoulement soit arrêté.

DIURÉTIQUES

Les diurétiques ont pour résultat d'augmenter la quantité des urines et de produire un véritable lavage du sang. Dans tous les états congestifs oculaires, d'ordre inflammatoire et irritatif, ils diluent le sang et sont sédatifs des phénomènes d'irritation.

L'action des diurétiques se rapproche de celle des purgatifs, en ce qu'ils sont, les uns et les autres, des agents dépurateurs de l'organisme. Dans tous les cas où l'affection des yeux est due à une intoxication endogène ou exogène, les diurétiques débarrassent en partie l'organisme des toxines charriées par le torrent circulatoire.

Je crois que beaucoup d'affections oculaires, notamment beaucoup de conjonctivites et de blépharites, sont liées à la lithiase rénale, ou à d'autres vices de la nutrition.

C'est pourquoi, si les malades accusent des urines troubles chargées de dépôts urinaires rouges ou blancs, dus à l'acide urique, aux urates, aux phosphates, j'emploie, et souvent avec succès, les diurétiques neutres, ou alcalins, qui facilitent la solution et l'élimination des sels.

De même, d'une façon générale, dans les états oculaires qui ne sont qu'une localisation, comme les dermatoses, d'un état pathologique dont la cause nous échappe, ou encore lorsque les malades sont fébriles, les urines rares, foncées, j'ai souvent tiré bénéfice de l'emploi empirique des diurétiques.

Il importe, avant de les administrer, de s'assurer au préalable que les malades, s'ils sont âgés, n'ont pas d'hypertension, que le cœur, les vaisseaux et les reins sont bons.

De tous les diurétiques, les végétaux sont les plus connus, ce sont ceux que le malade accepte volontiers. Il y en a un certain nombre dont l'action diurétique est indiscutable, comme le raisin, les asperges, les queues de cerises, le chiendent, les stigmates de maïs. La lactose, à la dose de 50 à 60 grammes, dissoute dans 1 litre de lait, à prendre dans la journée, est un diurétique puissant.

Parmi les eaux minérales, plusieurs, telles que les eaux de Vittel, de Contrexéville, sont diurétiques, prises en boisson aux repas.

RÉGIME

Le régime doit tenir une place importante en thérapeutique oculaire. Beaucoup d'affections de l'adulte sont améliorées par le régime et chez les enfants, les maladies des yeux sont souvent la conséquence d'un régime alimentaire défectueux. C'est une alimentation impropre, insuffisante ou surabondante, qui est la cause de la maladie

Si les enfants sont soumis trop tôt à l'alimentation commune, ils subissent de ce fait une intoxication par insuffisance des fonctions organiques qui président à la digestion, aux sécrétions, à l'excrétion.

Presque chaque fois qu'un petit enfant a mal aux yeux, il faut instituer un régime. Si les enfants ont moins de 15 mois, il convient de les remettre au régime lacté exclusif. Il faut de même supprimer le gavage si fréquent, sous le prétexte de fortifier l'enfant. Après 15 mois et jusqu'à 3 ou 4 ans, on remettra les enfants aux bouillies, aux panades, au lait.

Il est vraiment remarquable de voir comment en quelques jours, des phlyctènes conjonctivales ou cornéennes et les eczémas des paupières, de la face et du cuir chevelu qui leur font cortège, cèdent sous l'influence d'un régime alimentaire approprié.

Si c'est la mère qui nourrit l'enfant et que la maladie des yeux soit ancienne et rebelle, il faut supprimer le lait maternel. Il est incontestable qu'un bon lait animal vaut mieux qu'un mauvais lait maternel. Je me souviens d'avoir guéri en douze jours par la suppression du lait maternel, une enfant de

15 mois atteinte, depuis l'âge de 4 mois, d'une kérato-conjonctivite, avec ulcération de la cornée, rebelle à tous les traitements.

La mère, dyspeptique, chétive, intoxiquait apparemment son enfant.

Si le lait est de bonne qualité, il convient de diminuer l'alimentation, de la régler surtout; elle n'est pas impropre dans ce cas, mais souvent trop abondante. Il convient d'espacer les tétées, de ne donner que 125 à 200 grammes de lait à la fois, selon l'âge et les forces du petit malade.

Dans la plupart des maladies des yeux, le régime est utile, chez les adultes. Souvent, en effet, comme chez les enfants, elles sont la conséquence d'une véritable insuffisance des voies digestives malades ou surmenées. L'institution d'un régime, associée à l'usage de quelques purgatifs éliminateurs des toxines, et des tisanes diurétiques, qui opèrent un lavage du sang, suffit pour améliorer ou guérir des cas anciens et invétérés.

C'est ainsi que le régime lacté mixte, avec des œufs, des purées, des pâtes, des fruits et des légumes cuits, rend de grands services dans le traitement de certaines conjonctivites et de certaines blépharites rebelles à tous les traitements.

D'une façon générale, on peut dire que, pour tout œil atteint de maladie aiguë, congestive et irritative, avec douleurs et photophobie, il faut mettre le malade à un régime doux, modéré et supprimer toutes les causes d'excitation physique et alimentaire, café, alcool, thé, épices, sauces relevées, etc.

La *diète simple*, lait, bouillons gras ou végétaux; les purées, rendent de très grands services, particulièrement lorsque la maladie oculaire est liée, ce qui est fréquent, à un état général fébrile, avec courbature, inappétence, etc... Cette diète est sédative, elle diminue les douleurs, abaisse la température, facilite le sommeil et la résorption des exsudats.

On évite, ainsi, la congestion céphalique consécutive aux repas copieux.

Les tisanes de chiendent, de salsepareille, qui activent les sécrétions rénales et cutanées, favorisent l'élimination des toxines et calment l'irritation locale; les purgatifs et les dérivatifs ont une action analogue.

Le repos à la chambre, dans une demi-obscurité, diminue la photophobie et la douleur locale; le bandeau occlusif joue un rôle analogue, en supprimant l'irritation causée par la lumière, le vent, les poussières, le froid.

Dans les affections oculaires que l'on peut rattacher à la ménopause, on conseillera de même une alimentation modérée, le régime carné sera réduit au tiers, les grosses mangeuses seront rationnées et on conseillera l'usage des diurétiques et des purgatifs pour faciliter l'élimination des toxines.

Chez les enfants chétifs, chez les adolescents, dont la croissance est rapide et l'état général mauvais, qui sont maigres, pâles, dont la vue est mauvaise, sans que l'examen du fond de l'œil ou de la réfraction révèle rien d'anormal, on donnera les toniques, les viandes rouges, les glycérophosphates, la lécithine, un demi-litre de lait par jour.

Régime lacté. — Un certain nombre d'affections oculaires, beaucoup de conjonctivites, de blépharites, certaines choroïdites et très probablement d'autres affections dont la cause nous échappe sont la conséquence de maladies des voies digestives.

Lorsque nous ne trouvons pas la cause d'une affection oculaire, il faut interroger le malade sur l'état de ses voies digestives, et il arrive souvent qu'on découvre soit une dyspepsie, soit une hyperchlorhydrie, soit de l'entérite, ou une constipation opiniâtre.

Dans ce cas, le régime lacto-végétarien comprenant du lait, des fruits, des légumes, et employé pendant un mois, rend de grands services. Si les fonctions de l'estomac ne redeviennent pas régulières, il convient de prescrire le régime lacté absolu : trois litres ou trois litres et demi de lait pendant cinq ou six jours sont assez bien supportés.

INJECTIONS SOUS-CUTANÉES

Les injections sous-cutanées sont très employées pour faire pénétrer dans l'organisme certains médicaments et plus particulièrement le mercure.

Les injections sont faites à la fesse, au bras, ou à

la tempe. On fait de préférence au bras les injections de cacodylate de soude, à la fesse les injections mercurielles et à la tempe les injections de strychnine. Après avoir lavé la région et flambé l'aiguille, on prend solidement un pli comprenant la peau et les muscles sous-jacents, on enfonce l'aiguille perpendiculairement dans l'épaisseur du pli et on pousse le piston sans lâcher la région.

Les injections à la tempe sont très utiles en ophtalmologie à cause du voisinage du globe; elles sont plus douloureuses que les injections faites dans les autres régions cutanées à cause de la minceur de la peau, aussi faut-il la pincer fortement à ce niveau, de façon à ce que le malade sente la pression des doigts plus que la piqûre; on facilite l'absorption en faisant suivre la piqûre d'un léger massage. Les injections, lorsqu'on les fait aux deux tempes, sont espacées de deux ou trois jours.

Sérums artificiels.

Les sérums artificiels sont des solutions aqueuses de chlorure de sodium isotoniques au plasma sanguin; on en distingue plusieurs variétés : le sérum de Chéron, le sérum de Trunecek, le sérum de Hayem dont la formule suit :

Chlorure de sodium pur.	5 gr.
Sulfate de sodium cristallisé. . . .	10 gr.
Eau distillée.	100 gr.

Stériliser à l'autoclave.

Il a été employé par DARIER dans la kératite interstitielle.

MÉDICATION ANTISYPHILITIQUE

La médication antisyphilitique s'est enrichie, ces dernières années, de plusieurs médicaments.

A côté des composés mercuriaux et du mercure, prennent place le salvarsan ou « 606 », l'hectine, l'énésol.

MERCURE

Si le mercure est le médicament spécifique de la syphilis, son application doit être motivée. Il est toxique, il altère les organes comme le rein, le système nerveux, les voies digestives; c'est un dénutritif et il produit de la stomatite, de la diarrhée, avec anémie consécutive; on ne doit donc pas l'employer à titre préventif.

Dans les affections de la choroïde, du corps vitré, de l'iris, qui sont manifestement syphilitiques, lorsqu'elles s'accompagnent d'autres symptômes de syphilis, c'est le médicament de choix. Dans tous les cas, il convient de le donner à doses moyennes et d'alterner l'emploi du mercure avec des périodes de repos, afin d'éviter l'accumulation.

L'administration du mercure est facile; le Codex fournit le sirop de Gibert, tout préparé, à la dose de une à deux cuillerées à soupe par jour, à prendre dans du lait, avant le repas, suivant le conseil de LEMOINE.

On peut en prendre pendant douze jours par mois, pendant trois mois, pour les cas où l'on ne veut pas employer un traitement trop actif.

Les injections sous-cutanées sont faites de préférence avec les sels solubles, le benzoate de mercure et le biiodure; ces injections permettent aux médecins de s'assurer de l'administration du médicament; une dose moyenne est de 0 gr. 02 de benzoate ou de 0 gr. 02 de biiodure de mercure par injection; ces injections sont faites à la fesse, ou à la cuisse. Une cure moyenne comprend une série de dix injections, avec vingt jours de repos.

LEMOINE (1) conseille d'injecter chaque jour 1 centimètre cube de la solution :

Benzoate de mercure.	0 gr. 30
Chlorure de sodium.	0 gr. 25
Chlorhydrate de cocaïne.	0 gr. 20
Eau distillée.	30 gr.

La préparation doit être fraîche, la cocaïne précipite le mercure rapidement.

Le biiodure est employé également, à la dose de 0 gr. 02 par injection; on en fait deux ou trois par semaine, pendant un mois avec repos d'un mois.

(1) *Manuel de Thérapeutique clinique*, 1901, p. 92.

MANQUAT (1) donne la formule suivante :

Biiodure de mercure. . .	0 gr. 10
Iodure de sodium pur.	0 gr. 10
Eau distillée.	10 cent. cubes.

Cette solution renferme 1 centigramme de biiodure par centimètre cube.

On peut donner le mercure sous forme de pilules au protoiodure; la dose pour chaque pilule sera de 4 centigrammes. C'est là une dose moyenne qui convient aux hommes et aux femmes.

Les frictions mercurielles sont très actives, lorsqu'elles sont faites sur des surfaces où la peau est mince. C'est pourquoi on choisit successivement : l'aine, le pli du coude, la face postérieure du genou, le creux de l'aisselle, la face interne des cuisses, les mollets. On peut employer l'onguent napolitain, à la dose moyenne de 4 grammes par friction pour les adultes, et de 1 gramme pour les enfants. Il faut étaler la pommade et frictionner légèrement la peau, pendant dix minutes, pour la faire pénétrer. On recouvre d'un linge et le lendemain on lave la région. Les frictions sont faites le soir au coucher; on les continue tous les jours pendant trois semaines, avec repos d'un mois, ou encore on fait dix frictions par mois pendant trois mois. S'il y a des phénomènes d'intolérance, on suspend le traitement.

La durée du traitement syphilitique varie avec les

(1) *Traité de Thérapeutique*, 1911, p. 108.

auteurs. FOURNIER estime qu'il doit être de quatre années, ÉMERY et CHATIN le portent à huit ans; dans tous les cas, tous les syphiligraphes s'accordent pour reconnaître qu'il doit être intermittent.

Voici le traitement préconisé par ÉMERY et CHATIN (1); c'est un traitement intensif. Première année : huit mois de traitement. Deuxième année : six mois de traitement. Troisième et quatrième années : quatre mois de traitement. Septième et huitième années : quatre mois de traitement. Iodure à partir de la troisième année par cures intermittentes de un mois à six semaines, à la dose moyenne de 2 grammes par jour pour les adultes. Troisième année : quatre traitements iodurés. Quatrième année : trois traitements iodurés. Cinquième année : deux traitements iodurés. Les traitements iodurés des troisième et quatrième années peuvent alterner ou non, avec les traitements mercuriels.

Sels insolubles. — Les sels insolubles de mercure, le calomel et le mercure métallique, sont incorporés avec de l'huile d'olives stérilisée ou avec de l'huile de vaseline liquide pour les injections hypodermiques dans le traitement de la syphilis.

Formule de Balzer :

Calomel à la vapeur . .	0 gr. 50
Huile de vaseline liquide.	10 cent. cubes.

(1) MANQUAT, *Traité de Thérapeutique*, 1911, p. 99.

1 centimètre cube contient 5 centigrammes de calomel. Ces injections sont douloureuses; on en fait une tous les huit jours environ.

L'huile grise est une préparation de mercure métallique.

Le calomel est donné aux adultes comme purgatif, à l'intérieur, à la dose de 0 gr. 40 à 0 gr. 50, soit seul, soit associé. Aux enfants, on donne 0 gr. 02 à 1 an, 0 gr. 04 à 2 ans, dans du lait; à partir de 3 ans, on donne 0 gr. 05.

Aux adultes comme purgatif :

Calomel.	ãã 0 gr. 50
Scammonée.	

dont on fera deux paquets à prendre dans la journée avec une heure d'intervalle.

Comme laxatif aux adultes :

Calomel.	0 gr. 05
Poudre de rhubarbe.	0 gr. 50

pour un cachet par jour, un cachet tous les trois jours.

Cachet purgatif à donner dans du lait, pour les enfants à partir de trois ans :

Calomel.	ãã 0 gr. 05
Poudre de rhubarbe.	

Pour un cachet.

SALVARSAN

Le *salvarsan* ou *arsénobenzol*, ou « 606 », est un composé arsenical qui, de l'avis de tous les expérimentateurs, agit d'une façon aussi certaine que rapide; son application a donné lieu à autant d'enthousiasme que de critiques.

Même si, comme on l'a affirmé, une seule injection massive de salvarsan était suffisante pour stériliser d'un coup la syphilis, encore, en raison des cas nombreux de mort et d'intoxication consécutifs à des injections fortes, il est prudent de s'en tenir aux doses faibles et espacées.

Les accidents oculaires ou mortels qui ont été relatés ne sont très probablement pas tous imputables au salvarsan; toutefois, la crainte persiste, ce médicament étant très actif, mais aussi très toxique.

Il est donc prudent de s'en tenir aux doses fractionnées et espacées, ce qui permet de se rendre compte de la tolérance du sujet qu'il est bon de connaître, et d'éviter les phénomènes d'accumulation propres aux composés arsenicaux.

Pour introduire cet agent dans l'organisme, on a le choix entre deux procédés : les injections intraveineuses, les injections intra-musculaires.

Ce dernier procédé sera employé de préférence comme étant le plus simple, et parce que les accidents d'intoxication qui ont été relatés se rapportaient presque tous à des injections intra-veineuses, qui permettent une absorption plus rapide du médicament.

Les doses de 0 gr. 10 à 0 gr. 30 sont considérées comme des doses inoffensives. Celles de 0 gr. 10 à 0 gr. 20 doivent, pour être efficaces, être répétées deux fois par semaine, de façon à faire une cure de 1 gramme à 1 gr. 50. Si on veut employer des doses massives de 0 gr. 30 à 0 gr. 40, qui sont conseillées par beaucoup d'auteurs, il faut espacer les injections de dix jours, afin d'éviter les phénomènes d'accumulation. On fera les injections le malade étant au lit et on le surveillera jusqu'au lendemain.

Le salvarsan est contre-indiqué dans les affections graves du cœur, chez les cachectiques, les affaiblis. Certains auteurs l'ont employé avec succès contre la kératite interstitielle.

Hectine. — L'hectine est un dérivé de l'arsenic que l'on emploie dans le traitement de la syphilis; Balzer conseille les doses faibles et répétées, savoir : une injection quotidienne d'hectine de 0 gr. 10, ou encore de 0 gr. 20 tous les deux jours, en tout 2 ou 3 grammes de médicament pour une cure complète. Après un repos de dix jours, on peut, en cas de besoin, reprendre la médication. En espaçant les cures et si on réduit les doses à 0 gr. 05 par injection, on se met à l'abri de tous les accidents.

L'*hectargyre* est un sel mercuriel d'hectine.

Énésol. — L'énésol est un salicylate de mercure qui, d'après les auteurs qui l'ont employé, est d'un grand effet curatif dans le traitement de la syphilis; le résultat serait aussi certain que rapide.

La réaction de Wassermann, si elle est positive, devient négative. Les doses varient avec les auteurs; une dose moyenne est celle de 0 gr. 06 en injections intra-musculaires de 2 centimètres cubes administrés tous les deux jours; il faut faire environ 10 injections.

IODURES

Les iodures sont des médicaments altérants qui activent la désassimilation, facilitent la circulation et la leucocytose (1). On les emploie à l'intérieur à des doses variables, depuis 0 gr. 20 jusqu'à 5 grammes et plus. Les doses faibles peuvent être continuées sans inconvénient pendant longtemps. S'il y a des symptômes d'iodisme, acné, éruptions, catarrhe nasal, on supprime le médicament. On ne doit pas l'administrer en même temps que les composés mercuriels, pour éviter les intoxications par les iodures de mercure.

On emploie les iodures en bains d'yeux et en instillations contre les cataractes, les taies de la cornée; on les emploie en collyres, dont on met V à X gouttes

(1) HUCHARD et FIESSINGER, *Thérapeutique*, 1910.

le matin pendant vingt jours par mois, pendant plusieurs mois.

Dans les ulcérations, les taies de la cornée, la kératite interstitielle, j'ai employé avec succès l'iodure de sodium à 3/100 en injections sous-conjonctivales, une demi-seringue de Pravaz trois fois par semaine pendant un mois; on formule :

Iodure de sodium.	3 gr.
Eau distillée.	100 gr.

On peut reprendre après un mois de repos.

L'iodure étant très soluble dans l'eau, on emploie, pour la confection des sirops, la solution aqueuse :

Iodure de potassium. . . . . . }	ââ 3 gr.
Iodure de sodium. . . . . . . }	
Eau distillée.	25 gr.
Sirop E.O.A.	225 gr.

Une à deux cuillerées par jour; chaque cuillerée contient 0 gr. 50 d'iodure.

On emploie actuellement beaucoup l'iodalose Galbrun, à la dose de XV gouttes deux fois par jour avant le repas.

Les iodures entrent dans la confection des sirops iodotanniques et du sirop de raifort iodé, que l'on prescrit aux enfants à la dose de deux cuillerées à soupe par jour.

Aux adultes on prescrit le sirop d'iodure de fer du Codex, deux cuillerées à soupe par jour à prendre un quart d'heure avant chaque repas, ou encore :

Iodure de sodium.	5 gr.
Arséniate de soude.	0 gr. 05
Eau distillée.	300 gr.

une cuillerée à soupe après le repas de midi, pendant quinze jours par mois.

Dans la syphilis, on donne l'iodure à doses élevées, 1 à 4 grammes par jour :

Iodure de sodium.	10 gr.
Eau distillée.	50 gr.
Sirop E. O. A.	200 gr.

Chaque cuillerée contient environ 1 gramme d'iodure.

ALCALINS

Les alcalins sont des agents modificateurs de la nutrition; les plus employés sont le bicarbonate de soude, le carbonate, le benzoate de lithine. Enfin, on emploie beaucoup les eaux bicarbonatées sodiques de Vichy et de Vals. Les alcalins sont prescrits sous forme de cachets, combinés ou non avec l'antipyrine ou l'aspirine :

Benzoate de lithine........	ãã 0 gr. 50
Aspirine..............	

pour un cachet, deux par jour, n° 30, à prendre avec un demi-verre d'eau ordinaire.

Carbonate de lithine......	0 gr. 25
Bicarbonate de soude......	0 gr. 50

pour un cachet, deux par jour, n° 30, à prendre avec un demi-verre d'eau de Vals.

Benzoate de soude..........	0 gr. 50
Carbonate de lithine.........	0 gr. 25

pour un cachet, deux par jour, n° 30, à prendre avec un demi-verre d'eau de Vals.

Bicarbonate de soude......	ãã 0 gr. 50
Antipyrine............	

pour un cachet, deux par jour, n° 20.

Strychnine. — Dans les paralysies musculaires et les atrophies optiques au début, qu'elles soient d'origine méningitique ou d'origine tabétique, les injections sous-cutanées de strychnine rendent des services; elles ne guérissent pas, mais lorsque la vision est encore suffisante, elles retardent l'échéance fatale.

J'ai employé souvent ces injections associées au massage direct du globe oculaire et aux applications électriques avec un succès certain et rapide dans les paralysies musculaires périphériques et les névrites optiques périphériques, d'origine rhumatismale.

On les fait généralement à la tempe à cause du voisinage du globe oculaire, et les malades les supportent bien; l'absorption du médicament est rapide et facile, surtout si on fait suivre l'injection d'un léger massage. On peut aussi les faire à la fesse ou au bras.

La dose est de 2 milligrammes pour commencer; elle s'élève progressivement à 3 et 4 milligrammes. On emploie la solution suivante :

Sulfate neutre de strychnine.	0 gr. 06
Eau distillée.	30 gr.

qui renferme 2 milligrammes par centimètre cube. On injecte à chaque tempe 1/2 centimètre cube de la solution et 1 centimètre cube lorsque les injections sont faites dans une autre partie du corps.

RECONSTITUANTS

Parmi les médicaments reconstituants les plus employés, il faut citer les arsenicaux, le fer, l'huile de foie de morue, la viande, les glycérophosphates, la lécithine.

a) Les *arsenicaux* sont des stimulants de la nutrition et de l'assimilation; on doit les employer à doses faibles; de plus, les cures d'arsenic doivent être alternées avec les cures de repos, pour éviter l'accumulation; on les emploie sous différentes formes.

1° La liqueur de Fowler, dont on donne V à XX gouttes par jour, en commençant par V gouttes et en augmentant chaque jour d'une goutte pour redescendre à V gouttes. Après chaque cure, on prescrira un mois de repos.

2° L'arséniate de soude se donne à la dose de 2 à 5 milligrammes par jour, suivant la formule :

Arséniate de soude..........	0 gr. 05
Iodure de sodium...........	3 gr.
Sirop E. O. A..............	300 gr.

dont on donnera une cuillerée à soupe par jour; après 15 jours, repos 15 jours.

3° Les cacodylates sont très solubles dans l'eau; on les prescrit en injections sous-cutanées à la dose de 0 gr. 05 par jour suivant la formule :

Cacodylate de soude........	5 gr.
Eau distillée..............	100 gr.

dont on injecte 1 centimètre cube qui contient 0 gr. 05 du médicament. Une injection par jour, pendant dix jours et repos dix jours, ou encore sous forme de sirop :

Cacodylate de soude. . . .	0 gr. 50
Sirop E. O. A.	ãã 100 gr.
Eau distillée.	

une cuillerée à soupe par jour.

Les cacodylates sont utiles dans les choroïdites, les atrophies du nerf optique, les kératites interstitielles, en injections sous-cutanées ou sous-conjonctivales. Enfin, je les emploie dans les kératites avec ulcérations de la cornée et dans les blépharites ulcéreuses, sous forme de pommade en massage avec d'excellents résultats (1).

4° L'arrhénal est un composé arsénical qui agit comme le cacodylate de soude et que l'on prescrit de la même façon à la dose de 0 gr. 02 à 0 gr. 05 par jour.

On peut formuler :

Arrhénal.	0 gr. 50
Eau distillée.	100 gr.
Sirop E. O. A.	200 gr.

une cuillerée à soupe par jour avec quinze jours de repos

b) Le *fer* est employé couramment en préparations solubles d'iodure de fer du Codex, à la dose de une

(1) Voir p. 151 et 121.

à deux cuillerées à soupe par jour chez les adultes (deux cuillerées à café chez les enfants), par flacons de 225 grammes avec repos.

On peut le prescrire sous forme de pilules :

Iodure ferreux. . . . . . . 0 gr. 05
Savon amygdalin. . . . . Q. s. pour une pilule.

Quatre par jour, n° 100.

Les préparations de fer ioduré sont très utiles dans les affections du corps vitré et chez les enfants atteints de kératites et de blépharites rebelles.

c) L'*huile de foie de morue* est indiquée aussi chez les enfants scrofuleux et rachitiques, atteints si fréquemment de kératites et de blépharites avec impétigo chez tous les sujets atteints de misère physiologique; elle a les mêmes indications que la lécithine. Après un mois, on supprime le médicament pendant un mois; on prescrit une à deux cuillerées à soupe par jour.

d) Les *glycérophosphates* sont indiqués de même, chez les déprimés du système nerveux, chez les enfants scrofuleux, rachitiques, atteints d'impétigo, d'adénites, en même temps que de lésions oculaires, et dans les atrophies du nerf optique en général.

On peut prescrire pendant longtemps une dose moyenne de 0 gr. 50 par jour, donnée en deux fois sous forme de sirop.

L'association des trois variétés : glycérophosphate

de chaux, de potasse, de magnésie, est très bien tolérée par l'estomac :

Glycérophosphate de chaux...		
— de potasse...	āā	1 gr.
— de magnésie.		
Sirop E.O.A..............	āā	125 gr.
Eau distillée.............		

Une cuillerée à soupe avant chaque repas.

c) La *lécithine* stimule la néoformation cellulaire, relève les forces des cachectiques, des déprimés du système nerveux. Elle est, comme telle, utile dans les affections oculaires qui dérivent de la scrofule, de la tuberculose et dans les atrophies du nerf optique qui ne sont pas dues à une tumeur cérébrale. Elle existe dans le lait, la crème, le beurre, les œufs.

On l'emploie à la dose moyenne de 0 gr. 20 par jour, en pilules de 0 gr. 05.

Lécithine...........	0 gr. 05
Savon amygdalin.....	Q. s. pour une pilule.

Quatre par jour, nº 60.

Ou encore, on l'emploie sous la forme granulée à la dose d'une cuillerée à café avant chaque repas, pendant douze jours par mois, pendant trois mois, chez les affaiblis, les déprimés du système nerveux.

ANALGÉSIQUES

Beaucoup de maladies des yeux, telles que l'iritis, les kératites, certains glaucomes, s'accompagnent de douleurs oculaires et périorbitaires qui déterminent de l'agitation et de l'insomnie, contre lesquelles le malade demande un soulagement; on aura alors recours aux analgésiques :

Valérianate de quinine. .	0 gr. 10
Savon amygdalin.	Q. s. pour une pilule.

Quatre ou cinq par jour.

On emploie aussi l'antipyrine, seule ou associée à la quinine, s'il y a de la fièvre :

Antipyrine.	} ââ 0 gr. 25
Sulfate de quinine.	

Pour un cachet, deux ou trois par jour.

Contre l'insomnie provoquée par l'agitation et les douleurs, on donnera l'hydrate de chloral, à la dose de 3 à 5 grammes par jour, soit seul, soit associé au bromure de potassium (1).

Contre les douleurs périorbitaires, on emploie la pommade suivante, en frictions autour des tempes :

Collargol.	15 gr.
Extrait d'opium.	5 gr.
Lanoline.	50 gr.

(1) Voir *Hypnotiques*, p. 90.

HYPNOTIQUES

Contre l'insomnie et l'agitation nocturne si fréquentes dans certaines affections oculaires, telles que les ulcères perforants de la cornée, l'iritis, le glaucome, les blessures perforantes du globe, avec ou sans corps étrangers, on emploie avec avantage le chloral, soit seul, soit associé au bromure, comme sédatif et calmant. On peut donner le chloral à la dose de 3 à 5 grammes par jour, pour les adultes :

Hydrate de chloral.	3 gr.
Eau distillée.	âà 60 gr.
Sirop E. O. A.	

A prendre par cuillerées toutes les heures. Ou encore :

Hydrate de chloral.	âà 2 gr. 50
Bromure de potassium.	
Sirop de menthe.	30 gr.
Eau distillée.	100 gr.

CHAPITRE IV

CORPS ÉTRANGERS, PLAIES BRULURES DU GLOBE MALADIES DES VOIES LACRYMALES MALADIES DES PAUPIÈRES

CORPS ÉTRANGERS DE L'ŒIL

a) *Corps étrangers de la conjonctive.* — Les corps étrangers de la conjonctive sont des particules de charbon, des éclats de pierre, de plâtre, des ailes d'insecte, des écorces de grains, etc. Le malade ressent une douleur fixe et la muqueuse est rouge; il arrive que le corps étranger est expulsé au moment même de son introduction, grâce au larmoiement qu'il provoque. S'il ne l'est pas, on fait de grands lavages avec de l'eau boriquée, à 3/100. Ces lavages abondants et répétés entraînent presque toujours les corps étrangers.

S'il est implanté sur la conjonctive oculaire et s'il

est apparent, on l'enlève avec la pince ou la gouge; s'il est adhérent, on excise le lambeau conjonctival qui le renferme, au moyen d'une pince et des ciseaux.

Les corps étrangers peuvent siéger dans le cul-de-sac supérieur ou inférieur. Ceux du cul-de-sac inférieur apparaissent facilement, lorsqu'on renverse la paupière inférieure.

Ceux du cul-de-sac supérieur sont moins apparents; il faut retourner la paupière supérieure et parfois on découvre le corps étranger sur le tarse, d'où on l'extrait. Si on ne l'y trouve pas, il faut pratiquer l'exploration des culs-de-sac de la conjonctive au moyen d'une sonde à bout olivaire, à l'extrémité de laquelle on a enroulé de l'ouate. Si ce moyen ne réussit pas, on fait des lavages des culs-de-sac au moyen de la seringue d'Anel, la paupière étant soulevée et écartée du globe, en la tenant de la main gauche par un pli de la peau.

Les corps étrangers qui sont cachés sous la paupière supérieure occasionnent une gêne parfois considérable, de la douleur, une sensation de gravier, de brûlure, de la rougeur, du larmoiement.

Beaucoup de malades pensent qu'ils ont un corps étranger de la conjonctive ou de la cornée, alors qu'ils sont simplement atteints de conjonctivite, à cause de l'analogie qui existe entre les symptômes dus à des corps étrangers et à certaines formes de conjonctivite. Les papilles hypertrophiées frottent sur la cornée et donnent au sujet une impression de corps étranger; cependant la douleur se déplace contrairement à celle du corps étranger qui est fixe et augmente avec les mouvements de l'œil. Inversement, il ne faut pas croire, après un examen superficiel, qu'un malade qui accuse une sensation de corps étranger et qui a souvenance d'avoir reçu dans l'œil une poussière, a simplement de la conjonctivite, c'est l'exploration des culs-de-sac qui permettra de poser le diagnostic.

b) *Corps étrangers de la cornée.* — Ils sont parfois tellement petits, qu'ils sont invisibles à l'œil nu; il faut les rechercher à la loupe.

Pour pratiquer l'extraction d'un corps étranger de la cornée, il est indispensable de faire d'abord l'anesthésie au moyen de VIII à X gouttes de collyre à la cocaïne ou à la cocaïne associée à l'adrénaline :

Cocaïne.	0 gr. 30
Eau distillée.	10 gr.

Ou encore :

Cocaïne.	0 gr. 30
Adrénaline à 1/1.000.	2 gr.
Eau distillée.	10 gr.

Après avoir fait asseoir le malade sur un siège bas, la tête étant renversée en arrière et appuyée, on le place de façon à ce que la cornée soit éclairée latéralement, le jour venant de droite ou de gauche.

En faisant déplacer l'œil au malade, on localise le corps étranger. Alors on relève avec l'index de la main gauche la paupière supérieure, de même on abaisse avec le pouce la paupière inférieure et on fixe ainsi l'œil en bonne position dans l'orbite, en appuyant les doigts légèrement contre le globe oculaire, sous l'arcade orbitaire.

L'œil étant immobilisé de cette façon, on enlève soit avec la gouge, soit avec l'aiguille tenue de la main droite, le corps étranger. Il faut de la délicatesse et de la patience. Il est souvent nécessaire, en effet, pour les éclats métalliques solidement implantés, de faire plusieurs grattages, le corps étranger ne pouvant être extrait que par parcelles. On évitera toujours avec soin d'aller jusqu'à la perforation.

On met ensuite de la pommade boriquée ou boratée sodique à 3/100 et on applique pendant vingt-quatre heures un pansement occlusif.

c) *Corps étrangers intra-oculaires.* — Si le corps étranger séjourne dans la chambre antérieure, il est apparent et l'extraction en est relativement facile. Les parcelles de fer ou d'acier sont extraites au moyen de l'électro-aimant.

Les éclats de pierre, de cuivre, sont extraits, grâce à une ouverture pratiquée dans la chambre antérieure, de la façon suivante : après avoir fait coucher le malade et avoir lavé l'œil, on réalise l'anesthésie oculaire au moyen d'instillations répétées de cocaïne. La tête du malade étant solidement maintenue par un aide et le blépharostat mis en place, on saisit avec la pince à fixer un pli conjonctival au niveau du bord inférieur de la cornée et on introduit la pique coudée, en avant, et à 2 millimètres du limbe. On conduit ensuite la pique, parallèlement à l'iris, dans la chambre antérieure, de façon à pratiquer une ouverture suffisante pour donner libre accès à la pince et permettre l'écartement des branches qui doivent saisir le corps étranger.

Le traitement médical consiste à appliquer des compresses froides pendant un quart d'heure, trois fois par jour; on prescrira le repos au lit, l'obscurité, avec le collyre suivant :

Chlorhydrate de cocaïne. . . .	0 gr. 30
Adrénaline à 1/1.000.	2 gr.
Eau distillée.	10 gr.

dont on mettra dans l'œil III gouttes, trois fois par jour.

Ou encore :

Cocaïne.	ââ 0 gr. 15
Bromèine.	
Eau distillée.	10 gr.

III gouttes, trois fois par jour.

BRÛLURES DU GLOBE

Les brûlures, par la flamme où le gaz enflammé, n'atteignent le plus souvent que la peau; un clignement énergique des paupières protège le globe au moment du contact. Il peut n'y avoir qu'une simple rougeur, mais parfois l'épiderme et le derme sont profondément intéressés. Il faut faire des lavages froids et recouvrir la région d'une couche de vaseline boriquée. Les eschares sont ainsi pansées jusqu'à leur guérison.

Les liquides bouillants, tels que l'eau, le café, les substances caustiques, l'acide nitrique, l'acide sulfurique, la chaux atteignent parfois très profondément la conjonctive et la cornée. Les paupières et la conjonctive sont tuméfiées, la cornée s'opacifie; il se forme plus tard des eschares avec des pertes de substance et des rétractions cicatricielles, qui compromettent définitivement la vision et le globe oculaire.

Il est important, dans le cas de brûlure par projection d'un agent caustique, d'enlever rapidement tout ce qui peut demeurer de substance dans l'œil, au moyen d'un morceau de papier roulé en pointe, ou d'une sonde recouverte d'ouate à son extrémité. On y ajoute de grands lavages froids pour chasser toutes les particules caustiques.

Contre les douleurs oculaires, on donnera :

Chlorhydrate de cocaïne. . .	ãã 0 gr. 15
Stovaïne.	
Eau distillée.	10 gr.

dont on mettra III gouttes, trois ou quatre fois par jour, si le malade s'en trouve bien. S'il y a une ulcération, ou une perforation de la cornée, on mettra de l'atropine à 1/200, III gouttes, une fois par jour, puis tous les trois ou quatre jours.

On mettra aussi, dans l'œil, le soir au coucher, comme un gros pois de la pommade au borate de soude, ou à l'acide borique, aux mêmes doses :

Borate de soude.	0 gr. 30
Vaseline neutre.	10 gr.

On fera porter un bandeau occlusif. Dans le cas de brûlure faite avec de la chaux, on met du sucre pulvérisé.

Le pronostic est très réservé au début; il convient d'attendre, pour se prononcer, qu'il soit possible de se rendre compte de l'étendue des lésions.

PLAIES DU GLOBE

On les distingue en plaies superficielles et en plaies profondes ou pénétrantes.

a) *Les plaies superficielles* sont dues à des coups

d'ongle de nourrissons, à des plantes piquantes, à des coups de plume. Ce sont de simples érosions de la conjonctive et de la cornée qui guérissent rapidement. Toutefois, les érosions de la cornée donnent lieu parfois à de la réaction, il y a de la photophobie, du larmoiement, une douleur localisée qui conduisent le malade chez le médecin; on s'adresse d'abord aux anesthésiques :

Chlorhydrate de cocaïne.	0 gr. 30
Eau distillée.	10 gr.

dont on mettra III gouttes dans l'œil, trois fois par jour. On y ajoute les lotions froides, à l'eau boriquée, deux ou trois fois par jour.

b) *Les plaies profondes* donnent lieu, suivant leur siège, à des accidents différents. Dans les plaies cornéennes, il y a écoulement de l'humeur aqueuse et, comme conséquence, diminution de la chambre antérieure, l'iris s'enclave dans la plaie, la tension intra-oculaire diminue.

Dans les plaies de la sclérotique, il y a issue du corps vitré et parfois hémorragie intra-oculaire; la tension diminue également. En dehors de la plaie qui peut être très petite et à peine visible, le diagnostic sera aussi posé par les douleurs et les troubles visuels.

Il est indispensable de faire un interrogatoire complet, pour connaître la nature et les dimensions approximatives du corps étranger, pour savoir s'il a pénétré dans le globe, s'il en est ressorti, s'il y a séjourné.

Il arrive que le point d'introduction est si petit, qu'il devient difficile de savoir si le corps étranger est dans l'œil. La douleur, qui est très violente dans le cas de corps étranger intra-oculaire, est augmentée par les mouvements et la pression sur l'œil.

En attendant de pratiquer l'extraction, lorsqu'elle est possible, on instille un collyre à la cocaïne à 3/100 dont on met III gouttes, trois fois par jour. On fait des lavages à l'eau boriquée, 30 grammes pour un litre, ou à l'eau bouillie froide, ou encore on applique des compresses froides, trois fois par jour pendant un quart d'heure.

DACRYOCYSTITE

L'obstruction des voies lacrymales a comme conséquence l'accumulation des larmes dans le sac. Celui-ci se dilate, il se forme dans l'angle interne de l'œil une petite tumeur qui est, au début, remplie d'un liquide clair : c'est la blennorrhée du sac.

Le liquide devient peu à peu purulent, et si on presse sur la tumeur elle se vide, soit dans les fosses nasales, soit dans l'œil par les points lacrymaux. Mais bientôt le sac ne se vide plus et au niveau du sac distendu on trouve une tumeur rouge, chaude, douloureuse qui s'abcède et se perfore avec formation d'une fistule par laquelle s'échappe le contenu du sac : c'est la dacryocystite; dès que la fistule se referme, la tumeur se reforme.

La *mucocèle* est une tumeur lacrymale à marche très lente, indolente, sans inflammation; elle est consécutive à l'accumulation des larmes dans le sac distendu et atonique; son volume varie de celui d'un gros pois ou d'une noisette à celui d'une noix. Si l'obstruction des voies lacrymales est liée à une inflammation catarrhale des voies lacrymales et qu'elle soit passagère, on a une dacryocystite aiguë à évolution rapide, qui guérit sans récidive. Elle dure de dix jours à trois semaines.

Le *phlegmon du sac* n'est qu'une dacryocystite grave, les symptômes sont portés au maximum. Le gonflement s'étend aux paupières, à la joue, il y a du chémosis conjonctival et le sac forme une grosse tumeur rouge, chaude, distendue et très douloureuse qui se perfore bientôt.

Traitement. — Il faut que le malade presse plusieurs fois par jour sur sa tumeur, pour la vider. On fera des injections médicamenteuses, soit à l'alun, au protargol, ou au sulfate de zinc à 1/200 ou à 1/300, une fois par jour, avec la seringue d'Anel. On y joindra un massage local de dix minutes, avec la pommade au borate de soude à 2/100. On appliquera localement, outre le massage, des compresses froides, trois fois par jour, pendant quinze minutes; elles calment l'irritation, la douleur et diminuent le gonflement.

Si la tumeur saillante, douloureuse et fluctuante ne se perfore pas, on pratique pour la vider une incision longue de 1 centimètre au moins, et on y introduit une mèche pour éviter qu'elle ne se referme.

Le sondage ne sera commencé qu'après la disparition des phénomènes locaux : tuméfaction, douleur et gonflement; commencé trop tôt, il serait très difficultueux et aussi très douloureux.

Si le sondage ne réussit pas et que la dacryocystite affecte la forme chronique, ce qui est le cas le plus fréquent, on procède soit à la destruction du sac, au moyen du thermo-cautère, soit à son ablation.

a) La *destruction du sac* se fait au moyen du thermo-cautère, suivant le procédé indiqué par DESMARRES. On fait une incision courbe et profonde, s'étendant jusqu'à l'os, en suivant le contour de l'orbite, et qui commence à 1 centimètre au-dessus du tendon de l'orbiculaire, pour finir à 1 centimètre au-dessous de ce tendon, puis on introduit le thermo-cautère dans toutes les anfractuosités mises à jour par cette incision.

b) L'*extirpation du sac* est une opération radicale Le sac est logé dans la gouttière formée par l'os unguis en arrière et par l'apophyse montante du maxillaire supérieur; le ligament palpébral interne passe au-devant de lui.

Pour extraire le sac, on pratique une incision de 2 centimètres, à concavité externe, qui s'étend du sommet de l'angle interne de l'orbite, au-dessus du ligament palpébral interne, jusqu'à 1 centimètre au-dessous de ce ligament, en suivant la forme du contour orbitaire. Les lèvres de la plaie sont disséquées et écartées au moyen de pinces, on sectionne le tendon, puis on dissèque le sac dans sa loge et on l'excise. Au niveau de sa face postérieure, il est très adhérent à la gouttière et il faut parfois faire un grattage de la paroi. L'opération, assez douloureuse, sera faite, suivant les cas, au moyen de l'anesthésie régionale ou générale. La première sera obtenue en faisant des injections locales de chlorhydrate de cocaïne à la dose de 1/100, dont on injectera 1 centimètre cube.

Opération de Stilling. — On facilite l'introduction des sondes de fort volume, dans les cas de rétrécissement infranchissable, en pratiquant l'opération de STILLING. Elle consiste à introduire soit un couteau de Stilling, soit un couteau de Weber, par le canalicule supérieur jusque dans le canal nasal, puis on tourne le tranchant du couteau en avant et on l'incline de façon à sectionner le ligament palpébral interne; on se rend compte que la section est faite lorsqu'on éprouve la sensation d'une résistance vaincue.

LARMOIEMENT

Le larmoiement est la conséquence de l'accumulation des larmes dans l'œil. Parfois il consiste simplement en une couche de liquide qui baigne l'œil, mais le plus souvent le malade est obligé de s'essuyer les yeux, et cela plus ou moins souvent. Ce larmoiement s'exagère sous l'influence du froid, du vent, de la poussière, de la fumée, du travail; il trouble parfois la vision et il est toujours gênant.

Causes. — Le larmoiement est provoqué par des causes diverses : déviation des points lacrymaux, imperforation du canal nasal chez les nouveau-nés, malformation de la cloison, polypes du nez, conjonctivite hypersécrétante, nervosisme, amétropies, mais surtout par l'obstruction des voies lacrymales consécutives à un rétrécissement.

Les larmoiements conjonctivaux liés à une conjonctivite hypersécrétante sont momentanés et se rencontrent surtout l'hiver. Certains sujets en sont atteints dès les premiers froids, ils sont bilatéraux, durent vingt jours à deux mois. Parfois ils passent à l'état chronique; les accidents diminuent l'été.

L'injection exploratrice est positive, mais en cas de rétrécissement temporaire par gonflement de la muqueuse elle peut être négative. Le larmoiement nerveux est très irrégulier, il est bilatéral; ici encore l'injection exploratrice est positive.

Traitement. — Il convient d'abord, en présence d'un larmoiement, de voir si les voies lacrymales sont perméables en faisant une injection exploratrice. On verra si les points lacrymaux sont déviés ou obstrués; on constatera s'il y a un rétrécissement cicatriciel ou une obstruction du canalicule au moyen d'un stylet conique qui permet de dilater le canalicule. Si celui-ci est rétréci, on l'incisera au moyen du couteau de Weber.

Injection exploratrice. — Après avoir anesthésié les paupières au moyen de la solution de cocaïne à 3/100, on se place en pleine lumière devant le malade, qui est assis, la tête appuyée sur le haut dossier d'une chaise bretonne ou maintenue par un aide, la tête est légèrement penchée en avant. Avec le pouce de la main gauche, le médecin abaisse la paupière inférieure qu'il attire en bas et en dehors, de façon à faire saillir l'orifice lacrymal préalablement dilaté. Avec la seringue d'Anel, tenue de la main droite et armée de la petite canule fine droite, on pénètre d'abord verticalement, puis horizontalement dans le canalicule, jusque dans le sac lacrymal; on pousse alors doucement le piston de la serigngue.

Il ne faut pas que l'extrémité de la canule bute contre la paroi du sac, ce qui empêcherait la sortie du liquide. Si le liquide reflue par le point lacrymal supérieur ou inférieur, c'est qu'il y a obstruction du canal nasal. Si le liquide injecté s'écoule dans le nez ou dans le pharynx, c'est qu'il n'y a pas de rétrécissement. Si le liquide reflue par le point lacrymal supérieur, mélangé à du pus, c'est qu'il y a en même temps dacryocystite et obstruction des voies lacrymales.

Si on a des raisons de supposer que cette obstruction est permanente et qu'elle est liée à un rétrécissement du canal nasal, on procède au sondage. Si l'injection exploratrice est négative, l'obstruction peut être ou permanente ou temporaire. L'obstruction temporaire due à un gonflement momentané de la muqueuse est améliorée par les injections chaudes astringentes journalières de protargol, de tannin ou d'alun à 1/200, ou encore de sulfate de zinc à 1/300.

On y joindra les aspirations nasales chaudes, deux fois par jour, avec de l'infusion de fleurs de mauve ou de camomille.

Sondage. — Pour pratiquer le sondage des voies lacrymales, il faut débrider un des deux canalicules inférieur ou supérieur. Je crois qu'il est préférable de se servir, pour l'introduction de la sonde, du canalicule inférieur; c'est une voie plus facile et plus directe. Je crois aussi que l'incision du canalicule avec le couteau de Weber, dont beaucoup d'opérateurs se dispensent, est très utile.

En effet, le sondage sans incision est plus délicat, soit à cause de la déviation du canal, soit parce que le canalicule, si on ne l'incise pas, ne pourra pas se superposer exactement au canal nasal, dans la manœuvre du redressement de la sonde. Malgré la traction que l'on opère, chez certains sujets à peau épaisse, cette superposition est souvent impossible. Le canalicule et le canal nasal forment un coude qui détermine une fausse route vers la paroi orbitaire.

Le malade ayant la tête maintenue par un aide, on commence par dilater le canalicule au moyen du stylet conique. Pour cela, on exerce une traction sur le canalicule de haut en bas et en dehors, avec le pouce de la main gauche, tenu fixé sur le rebord orbitaire. On introduit le stylet conique tenu de la main droite dans la petite ouverture, puis on enlève celui-ci et on le remplace par le couteau boutonné de Weber dont le tranchant est dirigé en haut. Lorsqu'on sent l'extrémité boutonnée contre la paroi nasale du sac, on relève verticalement le manche de l'instrument en dirigeant un peu le tranchant en arrière, et on incise ainsi le canalicule dans toute sa longueur.

On laisse le malade se reposer quelques instants et on place la sonde. Cette sonde, d'un calibre faible, nº 1, doit être introduite horizontalement dans le canalicule incisé, jusqu'à ce qu'on sente la paroi osseuse du sac. A ce moment, on relève la sonde verticalement et doucement, jusqu'à la tête du sourcil, puis on l'enfonce de haut en bas dans le canal nasal. Pendant ce mouvement la sonde ne doit pas changer de place, la pointe seule doit exercer un mouvement rotatoire contre la paroi du sac.

Si la sonde ne descend pas, c'est que le rétrécissement est considérable, ou encore qu'on a fait fausse-route. Il ne faut pas insister, mais recommencer le lendemain; généralement, après un ou deux jours, on a ouvert le passage à la sonde fine, n° 1. On la place deux ou trois fois, puis on augmente le calibre en passant peu à peu les sondes n°s 2, 3, 4.

Le sondage sera fait, suivant les cas, pendant quelques semaines ou plusieurs mois. Lorsque le malade sera habitué, on laissera la sonde en place pendant une heure. La dilatation du canal lacrymal doit être graduelle; au début, l'emploi des grosses sondes est contraire à la guérison; il se produit des déchirures de la muqueuse, des délabrements du canal osseux, de sorte que le remède est pire que le mal. Un sondage méthodique, patient, peut seul améliorer la situation des obstructions consécutives à un rétrécissement.

Avant de mettre la sonde, on fait aux malades sensibles une instillation de cocaïne à 3/100. Chez ceux, et ils sont nombreux, que la vue d'un instrument piquant qu'on approche de l'œil effraie au point qu'il faut s'y prendre à plusieurs reprises, avant de pouvoir introduire dans le canal lacrymal un stylet ou un couteau de Weber, je supprime complètement au malade la vue de l'instrument, de la façon suivante : on l'invite à fermer l'autre œil avec la main; avec l'index de la main gauche, l'opérateur abaisse la paupière supérieure, de façon à supprimer la vision, tandis qu'avec le pouce il éverse le point lacrymal inférieur de façon à y faire pénétrer son instrument.

Le traitement qui convient le mieux aux larmoiements nerveux, c'est l'extirpation de la glande lacrymale. Aux amétropes, on corrige leur vice de réfraction. Lorsque ni les injections médicamenteuses, ni le sondage, n'ont raison d'un larmoiement, il faut pratiquer l'extirpation du sac. Les injections médicamenteuses sont faites au tannin, au protargol, au sulfate de zinc, en solution à 1/300, ou encore avec des infusions végétales de fleurs de mauve, de feuilles de roses, de feuilles d'oranger.

DACRYOADÉNITE

L'inflammation de la glande lacrymale se caractérise par un gonflement et une rougeur marqués de la paupière supérieure. La paupière est tombante, les mouvements de l'œil sont limités et douloureux et le globe semble saillant de ce côté. On sent dans la région supéro-externe de l'orbite une grosseur mobile et dure. Si on soulève la paupière supérieure, en invitant le sujet à regarder en bas, on aperçoit la glande lacrymale qui fait saillie. Le ganglion préauriculaire est souvent pris.

Le froid, le rhumatisme en sont la cause la plus fréquente, mais elle accompagne aussi la convalescence des maladies graves. C'est une affection fébrile qui peut aboutir à la suppuration, mais le fait est rare; dans ce cas, il faut donner issue au pus.

Le traitement varie avec la cause et l'aspect de la maladie. Si le gonflement est énorme, la peau chaude, tendue, la glande douloureuse et si on craint la suppuration, on emploie les compresses humides froides appliquées trois fois par jour. On y ajoute le repos à la chambre, un régime doux, des mouches de Milan derrière l'oreille. Si on est en présence d'un état fluxionnaire dû au froid ou au rhumatisme, sans tendance à la suppuration, les compresses humides chaudes remplaceront les compresses froides. Dans tous les cas, les bains de pieds sinapisés sont utiles, mais surtout le massage direct et périorbitaire qui favorise beaucoup la résolution.

MALADIES DES PAUPIÈRES

Les affections des paupières qu'on rencontre le plus communément en pratique sont : les blépharites, l'orgelet, le chalazion, le zona, l'érysipèle, l'abcès des paupières.

Les blépharites ou inflammation du bord libre des paupières se présentent sous deux formes différentes : 1° la blépharite squameuse; 2° la blépharite ulcéreuse.

1° La *blépharite squameuse* se caractérise comme

son nom l'indique, par la présence sur le bord des paupières de petites pellicules blanches ou squamées adhérentes à la base des cils. Le malade se plaint, en même temps, que ses cils tombent et qu'une démangeaison fréquente l'oblige à se frotter les paupières. Parfois, au lieu de squames, on trouve des petites croûtes analogues à de la cire.

2° Dans *la forme ulcéreuse*, à l'encontre de la précédente, on rencontre sous les croûtes des ulcérations. Les glandes sébacées sont le siège d'abcès qui détruisent les follicules pileux et laissent des cicatrices. Les cils deviennent de plus en plus rares et ne repoussent pas.

Le malade se plaint de démangeaisons, de cuisson du bord palpébral, ses yeux larmoient et sont sensibles à la lumière; parfois ils sont collés le matin. L'affection dure longtemps, elle est tenace et récidive très facilement. La déformation du bord des paupières peut déterminer une fausse direction des cils en dedans; c'est ce qu'on appelle du trichiasis. Si tout le bord palpébral est retourné en dedans, on dit qu'il y a de l'entropion.

Causes. — Toutes les causes et elles sont très nombreuses aptes à produire les conjonctivites chroniques sont susceptibles de produire la blépharite. De ce nombre sont les diathèses, l'anémie, la scrofule, le rhumatisme, toutes les intoxications par le plomb, l'alcool, l'alimentation, l'irritation produite par la fumée, les vapeurs caustiques, les poussières de toute espèce, le larmoiement, etc.

Une gastrite, une gastro-entérite ou la constipation sont souvent à l'origine de la blépharite. Les vices de la nutrition, la phosphaturie, l'uricémie, qui causent le psoriasis, l'eczéma sont souvent la cause des blépharites.

Traitement. — On prescrira, d'une façon générale, des lavages froids, trois fois par jour, avec de l'eau boriquée, ou de l'eau bouillie; on y ajoutera le port de lunettes fumées teinte n° 2, on traitera le larmoiement s'il y en a.

Les sujets exposés aux poussières, aux vapeurs irritantes qui ont besoin de voir d'une façon normale se contenteront du port de verres blancs neutres ou correcteurs. On supprimera chez les adultes toutes les causes d'intoxication, alcool ou autres; on soignera les voies digestives, les gastro-entérites, la constipation, les dentitions défectueuses seront restaurées. Les gros mangeurs seront rationnés; on prescrira, d'une façon générale, les purgatifs, les diurétiques qui facilitent l'élimination des toxines urinaires, urates, phosphates.

Aux adultes, on donnera soit un verre le matin d'eau de Montmirail, soit quatre pilules d'aloès de 0 gr. 10 une fois par semaine, le soir au coucher, on y ajoutera 1 litre ou 1/2 litre par jour de tisane de queues de cerises. Les enfants joufflus et gavés soumis à une alimentation impropre ou prématurée qui sont porteurs d'eczémas, d'adénites et de ces blépharo-conjonctivites rebelles à tous les traitements avec ulcérations et croûtes énormes des paupières, seront remis au régime avec insistance et persévérance, le régime lacté pour les tout jeunes enfants, le régime mixte s'ils ont plus de 3 ans (1); la guérison, presque toujours arrive très rapidement.

Chez les enfants scrofuleux, mal nourris, on prescrira un régime alimentaire tonique, les pâtes, le lait, les œufs, le jus de viande, associé à l'arsenic, aux glycérophosphates, à l'huile de foie de morue et aux purgatifs.

Localement, on emploie surtout la pommade au précipité jaune qui doit être employée à la dose faible de 1/100 si on veut la continuer pendant longtemps; à doses élevées elle est plutôt irritante :

Oxyde jaune d'hydrargyre. . .	0 gr. 10
Lanoline.	10 gr.

dont on enduit légèrement le bord des paupières, le soir au coucher.

J'emploie beaucoup soit la pommade au borate de soude à 3/100, soit la pommade au cacodylate de soude aux mêmes doses :

Cacodylate de soude.	0 gr. 60
Lanoline.	20 gr.

(1) Voir p. 68.

On pratique d'abord un lavage, pour faire tomber les croûtes, puis on enduit les paupières matin et soir, de façon à laisser une légère couche protectrice de pommade. On emploie beaucoup, pour les cas tenaces et rebelles, la solution de nitrate d'argent à 1/100 ou 2/100; une fois par jour on touche les bords palpébraux avec un pinceau trempé dans la solution, et on neutralise avec la solution saturée de chlorure de sodium. On se sert aussi du crayon au nitrate d'argent mitigé — nitrate d'argent, nitrate de potasse en parties égales — que l'on passe légèrement sur les bords palpébraux.

Dans les blépharites ulcéreuses, avec croûtes épaisses, j'ai substitué souvent, avec succès, au nitrate d'argent trop irritant, l'huile d'amandes douces iodoformée en badigeonnages. Les bords palpébraux sont légèrement éversés et rapprochés, puis avec un gros pinceau trempé dans la solution, badigeonnés :

Iodoforme.	1 gr.
Huile d'amandes douces iodoformée.	20 gr.

Après le badigeonnage on enduit le bord des paupières avec la pommade au borate de soude ou au cacodylate de soude. Dans son service à l'Hôtel-Dieu, M. de Lapersonne emploie la pommade suivante :

Oxyde de zinc.	1 gr.
Résorcine.	0 gr. 10
Vaseline.	10 gr.

Dans les formes chroniques de blépharite ulcéreuse, avec épaississement du tarse, orgelets, chalazions multiples, on obtient de très bons résultats de l'emploi de cataplasmes chauds de fécule de pomme de terre appliqués pendant un quart d'heure le soir au coucher; on doit les renouveler dès qu'ils sont froids.

ORGELET

L'orgelet est un furoncle du bord de la paupière, il peut y en avoir plusieurs. Lorsque le petit abcès est mûr, il suffit de presser la paupière entre les doigts pour qu'il se vide. Si l'orgelet est trop gros, on l'incise avec un bistouri tenu de la main droite, tandis qu'on saisit la paupière entre le pouce et l'index de la main gauche. Les lavages froids à l'eau boriquée diminuent le gonflement des paupières et atténuent la rougeur. Lorsque l'orgelet est associé à la blépharite, ce qui est fréquent, il faut soigner en même temps cette dernière.

CHALAZION

Le chalazion est une petite tumeur développée dans l'épaisseur des paupières aux dépens des glandes de Meibomius et qui a l'aspect d'un pois. Comme l'orgelet, il accompagne parfois la blépharite et reconnaît une cause identique.

Au point de vue opératoire, la conduite à tenir diffère selon que le chalazion est induré ou ramolli.

a) Si le chalazion est ramolli, on l'enlève du côté de la muqueuse. Pour cela on retourne la paupière et on la maintient solidement entre le pouce et l'index de la main gauche. On aperçoit alors une petite plaque blanc-jaunâtre déprimée qui indique le foyer. On incise sur toute la longueur ce foyer de façon à faire une large ouverture dans laquelle on introduit la curette avec laquelle on râcle la cavité dans tous ses angles en extirpant les tissus morbides.

b) Si le chalazion est induré, on saisit la tumeur dans la pince fenêtrée de Desmarres en tendant la peau avant de serrer la vis. On incise délicatement la peau en dépassant les limites de la tumeur et on la dissèque de chaque côté de façon à énucléer cette dernière; on la sectionne ensuite à sa base. On prendra garde de ne pas sectionner en même temps le tarse car on déterminerait une déformation fâcheuse de la paupière. On prendra garde aussi de bien enlever les tissus morbides, on râclera au besoin avec la curette tranchante.

Au moyen d'un fil on réunit les deux lèvres de l'incision.

ŒDÈME DES PAUPIÈRES

L'œdème des paupières n'est pas une maladie, mais un symptôme (1) qui accompagne un grand

(1) Fuchs, *Manuel d'Ophtalmologie*, p. 627.

nombre d'affections du globe oculaire, ou de ses annexes. C'est ainsi qu'on le rencontre dans les maladies des paupières, de la conjonctive, de la cornée, du globe, dans les panophtalmies, les dermatoses, les sinusites, le phlegmon orbitaire, etc.

Dans cette forme d'œdème chaud les paupières sont rouges, gonflées, douloureuses, les plis de la peau sont effacés, la pression des doigts y forme une dépression, et le malade éprouve une gêne considérable pour soulever les paupières, parfois même il est dans l'impossibilité absolue de les ouvrir.

L'œdème froid des paupières se présente avec des signes différents. La peau n'est ni chaude, ni rouge, elle est pâle et conserve sa température normale, la pression du doigt y laisse son empreinte. Cette forme d'œdème appartient aux maladies des reins, du cœur et il est souvent la première manifestation de l'albuminurie.

Il faut traiter pour le faire disparaître, la cause qui a produit l'œdème.

ÉRYSIPÈLE DES PAUPIÈRES

L'érysipèle palpébral se manifeste par un gonflement et une rougeur diffuse des paupières, qui sont aussi tendues et résistantes. Cette rougeur qui empiète sur la région périorbitaire est limitée sur ses bords par une espèce de relief dit bourrelet érysipélateux. Les ganglions sous-maxillaires et préauriculaires sont engorgés. Les phénomènes généraux : fièvre, frissons, anorexie, sont ceux de toutes les affections fébriles. On prescrira le repos à la chambre, un régime doux, avec suppression de tous les excitants et on enduira la région malade avec la pommade :

Borate de soude...........	0 gr. 60
Vaseline neutre...........	20 gr.

PHLEGMON DES PAUPIÈRES

Le phlegmon des paupières est diffus ou circonscrit; cette dernière forme, la plus fréquente, se caractérise par un gonflement de toute la paupière qui devient rouge, lisse, tendue et douloureuse. Bientôt le pus se collecte et si l'on ne lui donne pas issue, l'abcès se vide de lui-même. Les traumatismes, le froid, les inflammations de voisinage, ostéopériostites, sinusites, sont la cause la plus fréquente de l'abcès des paupières.

Après l'évacuation, la guérison est rapide; il faut donc donner issue au pus dès que l'amincissement de la peau et la fluctuation annoncent que la collection est formée. Au début, le massage périorbitaire (1), qui active la circulation et favorise la résorption, peut enrayer la marche de la maladie, on y joint

(1) Voir p. 58.

les compresses froides d'eau boriquée ou d'eau bouillie.

Contre la dépression générale, on luttera au moyen des reconstituants, des toniques.

ZONA OPHTALMIQUE

Cette affection se caractérise par la présence sur le trajet de l'ophtalmique, le front, la paupière et l'aile du nez de vésicules à contenu louche et qui, rapidement, devient purulent. Ces vésicules sont remplacées par des croûtes brunes, qui laissent elles-mêmes des cicatrices blanches permanentes.

Le zona est douloureux et s'accompagne presque toujours de névralgies dentaires, cervicales ou occipitales; à ces symptômes locaux, s'ajoutent des phénomènes généraux : fièvre, céphalée, inappétence. C'est une affection sérieuse, à cause du voisinage de l'œil qu'elle envahit souvent.

Cet envahissement peut se limiter à une kérato-conjonctivite sans suite, mais les ulcérations étendues de la cornée ne sont pas rares et il s'ensuit une phtisie du globe.

L'influence du froid et du rhumatisme est certaine; elle se fait sentir surtout chez les sujets qui sont déjà en puissance de rhumatisme.

Traitement.— Le traitement sera d'abord général; il consistera dans le repos à la chambre obscure, le malade est en effet atteint d'une photophobie très pénible et d'une grande hyperesthésie sensorielle. On le mettra à une demi-diète lactée, lait, bouillons, purées de légumes, et on supprimera tous les excitants. On prescrira, le matin à jeun, un verre d'eau minérale purgative de Janos ou de Montmirail pendant trois jours de suite.

Ou encore deux à quatre pilules le soir au coucher :

Aloès.	0 gr. 10
Savon amygdalin.	Q. s. pour une pilule.

Pour une pilule n° 20.

Si le globe de l'œil est douloureux, on fera des instillations deux fois par jour d'une solution de cocaïne :

Cocaïne.	0 gr. 30
Eau distillée.	10 gr.

Ou encore de stovaïne aux mêmes doses.

S'il y a une ulcération de la cornée on traitera l'ulcération (1).

Pendant l'éruption il faut couper les cheveux qui adhèrent aux croûtes et exercent sur le cuir chevelu des tiraillements douloureux. Il est utile de nettoyer la peau avec de l'eau bouillie ou de l'eau boriquée tiède, puis on sèche doucement car la peau est très douloureuse. On enduit ensuite légèrement la région

(1) Voir p. 147.

malade avec la pommade au borate de soude ou avec la pommade boriquée à 3/100, ce qui procure une sensation de fraîcheur agréable.

Après la chute des croûtes on fait un léger massage avec la pommade au cacodylate de soude à 2/100 si la sensibilité de la région le permet; ce massage sera fait une ou deux fois par jour pendant dix minutes; il aide à la réparation. Si la région est trop douloureuse, on se borne à la badigeonner avec de l'huile d'amandes douces.

CHAPITRE V

MALADIES DE LA CONJONCTIVE
MALADIES DE LA CORNÉE

CONJONCTIVITES

Les conjonctivites comprennent plusieurs variétés séparées par des caractères bien nets, ce sont : la conjonctivite aiguë simple, le catarrhe conjonctival, la conjonctivite folliculaire, le catarrhe printanier, la conjonctivite chronique simple, le trachome, les conjonctivites purulentes.

On a trouvé, dans l'examen des sécrétions des conjonctivites aiguës, des microbes variés dont les plus fréquents sont : le bacille de Weeks, le pneumocoque, le staphylocoque, le streptocoque, le bacille de Morax-Axenfeld.

a) *Conjonctivite aiguë simple.* — Le malade se plaint d'avoir les paupières légèrement collées le matin et la sécrétion muqueuse se collecte dans l'angle interne, sous forme d'une croûte jaunâtre; un liquide louche dans lequel nagent des flocons muqueux s'accumule dans les culs-de-sac conjonctivaux. Les paupières sont rouges, parfois légèrement gonflées et le globe de l'œil lui-même est souvent injecté.

Le malade se plaint d'éprouver une sensation de cuisson, de brûlure, il a souvent la sensation d'un gravier qui roule sous la paupière et qu'il localise en un point, si bien qu'on croit à la présence d'un corps étranger. L'affection dure de quelques jours à quelques semaines, généralement elle guérit après trois semaines.

b) *Conjonctivite catarrhale.* — C'est à un degré plus élevé la même forme de conjonctivite; mais le malade offre un aspect très particulier. Les paupières sont très gonflées, lourdes et tombantes, en sorte que souvent les malades ne pouvant pas les ouvrir rejettent la tête en arrière pour voir autour d'eux. La sensation de gêne, de gravier augmente, il y a même parfois de l'œdème péri-cornéen. La sécrétion est louche, jaune, les cils sont collés en faisceaux et les paupières complètement collées le matin. Ces symptômes tapageurs effraient beaucoup les malades; généralement, ils s'amendent après quelques jours, mais ils peuvent aussi s'aggraver et la conjonctivite devient alors purulente.

La durée de la maladie varie également de quelques jours à plusieurs semaines. Ces deux formes de conjonctivite, la conjonctivite aiguë simple et la conjonctivite catarrhale, sont fréquentes, particulièrement pendant les saisons froides de l'année.

L'influence du froid est indéniable; elles s'améliorent, en effet, avec la température et, au contraire, elles s'aggravent dès que celle-ci s'abaisse.

c) *Conjonctivite folliculaire.* — Cette variété de conjonctivite aiguë se caractérise par la présence dans les culs-de-sac inférieurs des paupières de petites saillies blanches ou rosées, transparentes, rondes ou ovales, à grand diamètre horizontal, qui ont été souvent comparées à des grains de sagou cuits.

Ces follicules comprimés par le tarse à la paupière supérieure, s'aplatissent et changent de forme; la conjonctive palpébrale est rouge, injectée, mais la sécrétion est modérée.

Lorsque cette conjonctivite passe à l'état chronique, la rougeur et la sécrétion disparaissent, les follicules seuls persistent. L'affection peut durer longtemps, des semaines et des mois; mais, contrairement au trachome, elle ne donne jamais lieu à des cicatrices après la guérison. Cette forme de conjonctivite est fréquente chez les enfants et les adolescents, c'est pourquoi les cas sont nombreux dans les pensions et les collèges.

Le pronostic est bénin, car elle ne donne jamais lieu à aucune complication; le traitement est analogue à celui de la conjonctivite aiguë simple et de la conjonctivite chronique, pour la forme chronique.

d) *Catarrhe printanier.* — C'est une affection chronique de la conjonctive, qui présente au printemps une recrudescence marquée de tous les symptômes, et c'est à cette époque-là de l'année que le malade va consulter le médecin.

Si on renverse la paupière supérieure, on trouve, au niveau du tarse, un semis de papilles aplaties et larges qui ont été comparées à un assemblage de pavés. Sur le bulbe et plus spécialement sur le bord interne et sur le bord externe de la cornée, on trouve un amas de nodosités jaunâtres, transparentes, semblables à de la cire; elles s'avancent parfois plus ou moins sur la cornée. La conjonctive voisine est hyperhémiée et les vaisseaux qui convergent vers les nodosités sont dilatés. Les malades ont du larmoiement, de la photophobie, mais surtout des démangeaisons incessantes.

La chaleur du printemps et de l'été aggravent les symptômes, qui diminuent l'hiver ou disparaissent. C'est une affection assez rare, qui est l'apanage des jeunes sujets; le sexe masculin y est plus exposé.

c) *Conjonctivite chronique simple.* — Les symptômes sont moins apparents que dans la forme aiguë; la conjonctive de la paupière inférieure surtout est rouge lisse, la sécrétion est peu abondante, le plus souvent elle fait défaut. Si elle existe, les paupières sont légèrement collées le matin. Avec le temps, la conjonctive devient épaisse, rouge foncé, les paupières sont le siège d'un gonflement permanent.

Les symptômes subjectifs s'accentuent vers le soir; les malades se plaignent d'une sensation de pesanteur qui les empêche d'ouvrir les yeux; ils accusent aussi des sensations de gravier, de brûlure, de cuisson, de la photophobie, des démangeaisons, pour lesquelles ils se frottent les yeux, et une sensation de fatigue pendant la fixation.

Il n'y a aucun rapport entre les symptômes objectifs et subjectifs; tel malade, dont la conjonctive est à peine rouge, accuse des symptômes très gênants, tandis que tel autre, dont la conjonctive est rouge et épaisse, n'accuse que des symptômes légers. Cette affection très tenace est l'apanage de l'âge adulte; elle s'accompagne souvent d'une blépharite qui reconnaît la même origine.

La conjonctivite chronique est la conséquence du séjour dans un local froid et humide, c'est ainsi que des familles entières en sont atteintes; ou encore elle est produite par des vapeurs humides chez les blanchisseuses, les repasseuses; par des poussières irritantes chez les coiffeurs, les matelassiers, les emballeurs, les menuisiers; par les vapeurs toxiques de certains produits industriels. Elle est provoquée par la fumée du tabac, l'alcool, et il y a une véritable conjonctivite alcoolique. L'exposition constante à l'air froid la produit chez les personnes qui sont forcées par leur profession de demeurer longtemps dehors.

On la constate aussi chez les sujets atteints de vices de la réfraction qui ne sont pas corrigés, chez les astigmates, les myopes, les hypermétropes. Si la conjonctivite est unilatérale, on en recherche la cause localement; elle peut dépendre d'une obstruction des voies lacrymales, d'une déviation des cils en dedans, etc.

Enfin, chez de nombreux malades, il faut admettre une intoxication endogène. J'ai rencontré la conjonctivite chronique et la blépharo-conjonctivite chez des sujets ayant de la gastrite ancienne; chez d'autres ayant de la lithiase rénale avec excès d'acide urique et de sels dans les urines; d'autres sont des constipés ou des gros mangeurs. Il faut, d'une part, aider à l'élimination des toxines urinaires et instituer un régime; d'autre part, supprimer la constipation et rationner les malades.

f) *Trachome*. — Le trachome, qui n'est qu'une conjonctivite chronique à forme spéciale, est rare en France; il est surtout l'apanage de l'Algérie, de la Tunisie, de l'Égypte où il existe à l'état endémique.

En Europe, cette affection ne présente pas ces complications redoutables qui, en Afrique, laissent tant de malheureux aveugles.

En France on observe, bien plus souvent, une forme de conjonctivite chronique, avec hypertrophie des conjonctives, épaississement du tarse et des paupières qui font penser à du trachome. Les paupières sont également tombantes, la muqueuse des culs-de-sac est épaisse, veloutée, très rouge, mais il n'y a pas de granulations vraies; c'est là un faux trachome.

Le sujet atteint de véritables granulations a un aspect particulier : les paupières supérieures sont épaisses, lourdes, et masquent en partie le globe oculaire. Si on retourne la paupière supérieure, on aperçoit au niveau du pli, au début de l'affection, un fin semis d'élevures de couleur rouge ou rose; avec les progrès de la maladie, on trouve un nombre considérable de véritables granulations rouges, amassées sur le tarse et dans les culs-de-sac où elles ont parfois l'aspect de véritables bourrelets rouges. La cornée est infiltrée et un fin réseau de vaisseaux rouges à mailles très serrées l'envahit peu à peu, de haut en bas; c'est ce lacis vasculaire, auquel on a donné le nom de pannus.

Le malade se plaint, en même temps, de photophobie, de larmoiement, d'une gêne considérable dans les paupières, d'une sensation constante de corps étranger et de pesanteur.

Le trachome est une affection presque toujours

bilatérale qui évolue lentement; elle dure généralement des années, avec des alternatives de rémissions et de rechutes, laissant après elle des cicatrices blanches qui ont comme conséquence la déviation des bords palpébraux en dedans. Selon que ces cicatrices sont plus ou moins étendues et nombreuses, elles déterminent du trichiasis, de l'entropion ou même du symblépharon. Les ulcérations de la cornée, les leucomes qui sont également la conséquence de cette affection, aggravent le pronostic considérablement. Le pannus lui-même peut laisser après lui des opacités de la cornée.

Le trachome qui, en Égypte, en Tunisie, en Algérie et dans d'autres pays d'Orient, existe à l'état endémique, est plus rare dans les pays occidentaux; il est assez rare en France.

Il peut être produit par toutes les causes qui déterminent une irritation constante de la conjonctive, comme la profession de marbrier, de carrier, de polisseur de pierre Il en est de même de certaines prédispositions héréditaires, la scrofule, le lymphatisme; toutes ces causes peuvent donner lieu soit à du pseudo-trachome, soit à de la conjonctivite granuleuse vraie.

Traitement des conjonctivites.

Toutes les conjonctivites, en général, bénéficient du port de lunettes fumées qui mettent partiellement les yeux à l'abri de l'air, des corps étrangers, de la lumière. La teinte des lunettes fumées sera légère, nº 1 ou nº 2; il arrive, en effet, si les sujets prennent des verres trop foncés, que rapidement ils les abandonnent, parce que n'y voyant pas assez.

a) *Conjonctivites aiguës.* — Dans les conjonctivites aiguës simples et catarrhales, la chaleur est très efficace, en ce qu'elle est sédative et qu'elle favorise les échanges et active la circulation. On peut l'appliquer sous forme de compresses humides placées sur les yeux trois fois par jour, pendant un quart d'heure, et renouvelées toutes les cinq minutes ou encore, sous forme de lavages très chauds faits avec de l'eau boriquée, de l'infusion de fleurs de mauve, de pavot, de feuilles de laitue, de feuilles de roses, pendant dix minutes, trois fois par jour. Les lotions et les compresses sont préférables à l'œillère.

Si c'est l'humidité constante qui est la cause de la maladie, on remplacera les compresses humides par les compresses sèches, également chaudes, placées trois fois par jour de la même façon. Dans l'emploi des collyres, on aura le choix entre les astringents : alun, sulfate de zinc, et les succédanés des sels d'argent : protargol, argyrol.

Pour les conjonctivites aiguës simples, catarrhales, folliculaires, on formulera d'une façon générale :

Introduire le matin, dans chaque œil, après les

lotions, ou dès après l'application des compresses, V gouttes du collyre :

Alun..................	0 gr. 10
Eau distillée.............	10 gr.

ou encore V gouttes du collyre :

Sulfate de zinc.....	0 gr. 05 à 0 gr. 10
Eau distillée.............	10 gr.

Si la conjonctivite est douloureuse, on prescrira matin et soir V gouttes du collyre :

Cocaïne................	0 gr. 20
Alun..................	0 gr. 10
Eau distillée.............	10 gr.

L'alun peut être remplacé par le tannin, qui peut aussi être continué pendant longtemps.

On peut aussi prescrire les sels d'argent :

Protargol...............	0 gr. 10
Eau distillée.............	10 gr.

ou encore :

Argyrol................	0 gr. 10
Eau distillée.............	10 gr.

dont on met V gouttes une fois par jour, tous les jours pendant dix jours, puis une fois tous les deux ou trois jours. Avec les solutions faibles à 1/100 et 2/100, il n'y a pas à craindre l'argyrose; toutefois, après quinze jours, il est préférable de remplacer le collyre à base d'argent par un autre astringent.

Dans le catarrhe printanier, on luttera contre les démangeaisons, s'il y en a, en prescrivant de grands lavages froids pendant dix minutes, trois fois par jour, soit avec de l'eau boriquée, soit avec de l'eau boratée, à la dose de 30 grammes pour 1 litre.

On emploiera aussi les astringents faibles, mélangés aux analgésiques cocaïne ou stovaïne à doses faibles, pour que le malade ne soit pas incommodé par la dilatation de la pupille consécutive à leur instillation :

Alun.	0 gr. 10
Cocaïne.	0 gr. 20
Eau distillée.	10 gr

ou encore :

Sulfate de zinc.	0 gr. 05
Stovaïne.	0 gr. 20
Eau distillée.	10 gr.

dont on mettra V gouttes le matin pendant huit jours tous les jours, puis tous les deux jours pendant un mois. Les caustiques aggravent l'affection.

La pommade au borate de soude agit comme agent isolateur, elle est sédative; on prescrira :

Borate de soude.	0 gr. 30
Vaseline neutre.	10 gr.

ou encore :

Acide borique.	0 gr. 30
Vaseline neutre.	10 gr.

comme un gros pois dans l'œil deux fois par jour.

On y joindra chez les enfants chétifs et anémiés les arsenicaux, les glycérophosphates; enfin on protègera les yeux au moyen de verres fumés teinte n° 2.

b) *Conjonctivites chroniques.* — Les conjonctivites chronique folliculaire et chronique simple sont traitées, au début, de la même façon que les conjonctivites aiguës, par les astringents et les succédanés du nitrate d'argent, employés aux mêmes doses.

Si les astringents en collyre ne réussissent pas, on fera des attouchements avec le crayon d'alun taillé en pointe arrondie, qu'on passe sur les paupières retournées tous les jours, puis tous les deux jours. Si le malade se plaint de sensations désagréables, on y ajoute des lotions calmantes, le matin, avec de l'infusion de pavot ou de laitue et de feuilles de roses mélangées.

Si on soupçonne le froid et l'humidité d'être en cause, on ordonnera des compresses sèches chaudes, appliquées deux ou trois fois par jour pendant un quart d'heure et renouvelées dès que froides. Si ce sont les poussières professionnelles ou le travail à un éclairage violent qu'il faut incriminer, on prescrira de grands lavages froids à l'eau boriquée ou à l'eau boratée sodique à 3/100 pendant un quart d'heure.

On essaiera ensuite les badigeonnages au nitrate d'argent, avec la solution faible à 1/100 ou 2/100;

la neutralisation sera faite au moyen de la solution saturée de chlorure de sodium :

Nitrate d'argent. . . . . 0 gr. 10
Eau distillée. . . . . 10 gr.

Faire séparément :

Chlorure de sodium en solution
saturée. . . . . 15 gr.

On passe sur les paupières renversées un pinceau trempé dans chaque solution.

Pour renverser la paupière inférieure, on exerce une solide traction sur la peau au niveau du rebord orbitaire; pour la paupière supérieure, on invite le malade à regarder en bas, puis on introduit le pouce sous le bord palpébral, on le saisit solidement entre le pouce et l'index et on renverse la paupière en la faisant basculer en haut. On rapproche les deux paupières ainsi retournées, avant le badigeonnage, afin d'éviter l'introduction dans l'œil du nitrate d'argent.

On ajoute aux diverses médications locales l'introduction dans les yeux le soir au coucher, ou deux fois par jour, des pommades à l'acide borique ou au borate de soude à 3/100 dont on met dans l'œil comme un gros pois; elles isolent les papilles hypertrophiées de la conjonctive du globe oculaire, elles sont sédatives et produisent une sensation de fraîcheur agréable.

Contre le trachome on a fait usage de caustiques

divers; les plus employés sont le nitrate d'argent et le sulfate de cuivre; le premier en solution à 2/100; le second sous forme de crayon. On les applique une fois par jour, puis tous les deux jours. En cas d'ulcération de la cornée, il faut abandonner l'usage de l'un et de l'autre. Pour éviter les complications, il est préférable de se servir, au lieu de crayon pur, d'une solution glycérinée faible :

Sulfate de cuivre...........	0 gr. 50
Glycérine neutre...........	20 gr.

Les paupières étant renversées puis rapprochées, on fera un badigeonnage tous les jours pendant huit jours, puis tous les deux ou trois jours.

Les cas récents sont plutôt justiciables du nitrate d'argent, les cas anciens avec granulations très nombreuses du sulfate de cuivre.

Lorsque les culs-de-sac sont bourrés de granulations, le meilleur moyen d'en défaire le malade est l'excision des culs-de-sac conjonctivaux, qui laisse parfois une forte rétraction de la conjonctive.

Pour arriver à la destruction des granulations, on a essayé successivement : le brossage, l'expression, le râclage, le thermo-cautère, le galvano-cautère; tous ces moyens ont l'inconvénient de déterminer des déviations des bords palpébraux par suite de la destruction qu'ils déterminent de la muqueuse conjonctivale.

Je remplace avec avantage les caustiques, très

souvent par l'huile d'amandes douces iodoformée :

Iodoforme. . . . . 1 gr.
Huile d'amandes douces. . . . . 20 gr.

dont on fera un badigeonnage sur les paupières renversées avec un gros pinceau à teinture d'iode tous les jours, puis tous les deux jours. Après avoir enlevé l'excès d'huile, on introduit dans l'œil comme un gros pois de la pommade à l'airol à 2/100.

Faire. . . . . 20 gr.

Cuiller à pommade.

Dans les formes tenaces de conjonctivite chronique, on fera usage de purgatifs, de dérivatifs, de diurétiques et on mettra les malades au régime.

Chez beaucoup de ceux-ci, en effet, l'alimentation est impropre ou trop abondante; certains malades ont une alimentation trop carnée; c'est le fonctionnement des voies digestives ou des reins qui est défectueux, les malades sont constipés, ils ont de la lithiase rénale, les urines sont chargées de sels : urates et phosph tes, et le régime lacto-végétarien employé pendant quelques jours améliore considérablement la situation.

On supprimera le thé, le café, l'alcool, les aliments faisandés, salés ou conservés. On donnera pendant trois jours par mois, le matin à jeun, un verre d'eau de Montmirail, de Janös ou un verre à Bordeaux d'eau de Carabana. On prescrira aussi les tisanes diurétiques, de chiendent, de queues de cerises, coupées avec du lait, 1 litre par jour.

La conjonctivite chronique des alcooliques ne s'améliore qu'avec la suppression des boissons alcoolisées, il faut aussi faciliter l'élimination de l'agent toxique.

Dans toutes les formes de conjonctivites chroniques, les scarifications faites sur les conjonctives hypertrophiées renouvelées tous les quinze jours pendant deux mois sont très utiles.

Les moyens appelés à détruire les granulations tels que le brossage, l'expression, le râclage, le thermocautère, le galvano-cautère seront appliqués avec prudence, à cause des déviations consécutives des bords des paupières, par suite de la destruction de la muqueuse conjonctivale. La description des procédés chirurgicaux employés contre les granulations sera exposée dans le deuxième volume

CONJONCTIVITES PURULENTES

Elles comprennent deux variétés : la blennorrhée des adultes et l'ophtalmie des nouveau-nés.

La blennorrhée des adultes se caractérise souvent par la présence du gonocoque dans les sécrétions conjonctivales, mais le fait n'est pas constant. Souvent, chez les adultes, on peut incriminer un écoulement de l'urètre, mais il est fréquent aussi de rencontrer des conjonctivites purulentes à pus stérile, ou sans gonocoque, ou avec d'autres microbes chez des malades qui, bien qu'étant atteints de blennorrhée, n'ont pas d'écoulement. Dans ces cas-là, l'infection directe, par transport du virus à l'œil, ne peut être mise en cause.

J'ai vu la conjonctivite purulente succéder à des catarrhes conjonctivaux très intenses, chez des sujets atteints tous les ans de conjonctivites aiguës. Lorsqu'elle existe chez des sujets parfaitement sains, dont l'entourage ne peut être suspecté, il faut admettre qu'il y a là une infection endogène, une localisation de toxines charriées par le torrent circulatoire.

Symptômes. — La blennorrhée se caractérise par un fort gonflement des paupières qui sont chaudes, rouges, le malade a de la peine à les ouvrir; elles sont en effet lourdes et tombantes. Les conjonctives palpébrale et bulbaire sont très injectées et on constate dans les culs-de-sac, en même temps que sur le globe oculaire, un chémosis de couleur jaune.

Au début, la muqueuse sécrète une sérosité jaunâtre, qui devient purulente après deux ou trois jours. La tuméfaction disparaît peu à peu, tandis que l'écoulement de pus devient plus abondant. Les plis des paupières qui s'étaient effacés se reforment, le chémosis disparaît et au bout de quelques semaines l'écoulement

8

de pus se tarit complètement. Pendant longtemps encore la muqueuse conjonctivale demeure rouge, épaisse.

Dans les cas intenses, on trouve autour de la cornée, un chémosis énorme qui empiète sur sa surface et trouble sa nutrition; alors apparaissent les complications qui rendent la blennorrhée si redoutable. La cornée s'infiltre, devient grisâtre et finalement elle s'ulcère et se perfore. Il se produit une hernie de l'iris et il survient plus tard ce qu'on appelle un leucome adhérent.

Mais, si les ulcérations sont vastes et multiples, la cornée est détruite presque complètement et la maladie se termine par panophtalmie.

Traitement. — On facilitera, au moyen des purgatifs et des dérivatifs, l'élimination des toxines du sang. Pour éviter le séjour du pus qui favorise les ulcérations de la cornée, on fera des lavages froids à l'eau boriquée ou à l'eau bouillie, trois fois par jour, soit avec du coton que l'on exprime dans l'œil, soit au moyen de la seringue d'Anel. Le froid dans ces cas de congestion intense est sédatif et il abaisse la température; il est préférable à la chaleur qui augmente l'afflux du sang et de la lymphe et favorise la suppuration.

On aura ensuite recours à un régime décongestif, lacto-végétarien, avec suppression de tous les éléments excitants. Le malade sera mis au repos à la chambre; pendant trois jours de suite on lui donnera le matin un verre d'eau de Janös ou de Montmirail, et tous les soirs un pédiluve. On fera l'application d'une mouche de Milan derrière l'oreille ou d'un petit vésicatoire de 8/8 entre les deux épaules.

Le nitrate d'argent est considéré comme le médicament de choix contre les conjonctivites purulentes; toutefois il est très caustique, il détruit rapidement les tissus, il augmente la congestion et la douleur, il faut donc l'employer à doses faibles; celles-ci sont les meilleures parce que l'usage peut en être continué plus longtemps.

Après avoir retourné et rapproché les paupières du malade afin que le liquide ne pénètre pas sur la cornée, on fera un badigeonnage avec un pinceau trempé dans la solution suivante :

Nitrate d'argent.	0 gr. 20 ou	0 gr. 10
Eau distillée	....	10 gr.

On neutralisera immédiatement après, en passant un autre pinceau trempé dans du chlorure de sodium en solution saturée.

Dès qu'il survient une complication, soit de l'infiltration, soit un ulcère de la cornée, on suspend l'emploi du nitrate d'argent pour faire le traitement approprié à la complication, ou on le remplace par le protargol. Si la conjonctivite est douloureuse, que le malade ne puisse pas supporter le nitrate d'argent, on le remplacera par le protargol, suivant la formule :

Protargol.	0 gr. 10
Cocaïne.	0 gr. 20
Eau distillée.	10 gr.

ou encore :

Argyrol.	0 gr. 10
Stovaïne.	0 gr. 20
Eau distillée.	10 gr.

dont on mettra V gouttes deux fois par jour, pendant quelques jours, puis une fois tous les jours, puis tous les deux ou trois jours.

On introduira, le soir au coucher, entre les paupières, ou deux fois par jour, comme un gros pois de la pommade au borate de soude ou à l'acide borique à 2/100 ou 3/100. S'il y a une ulcération de la cornée, on traitera l'ulcération d'après la méthode indiquée (1).

OPHTALMIE DES NOUVEAU-NÉS

S'il n'est pas possible d'attribuer toutes les conjonctivites purulentes de l'adulte au virus gonococcique parce que celles-ci se rencontrent chez des sujets qui n'ont pas la blennorhagie et n'en ont pas dans leur entourage, ainsi, il est impossible d'attribuer au gonocoque toutes les ophtalmies des nou-

(1) Voir p. 147.

veau-nés, parce que très souvent cette affection se développe chez des enfants dont la mère n'a jamais eu la leucorrhée; d'autre part, le pus de cette forme de conjonctivite est souvent stérile et on y rencontre des microbes autres que le gonocoque.

Il faut donc admettre dans ces cas une autre origine et penser qu'il s'agit plutôt d'une endo-infection d'origine maternelle.

Symptômes. — L'ophtalmie des nouveau-nés débute habituellement deux ou trois jours après la naissance, mais souvent beaucoup plus tard; elle peut même faire son apparition après le septième jour. Les paupières sont gonflées, la muqueuse conjonctivale est très rouge, la sécrétion très abondante; celle-ci, rosée au début, ne tarde pas à se transformer en pus. Cet écoulement purulent peut être si abondant qu'il s'écoule des flots d'un liquide épais, jaune ou verdâtre, dès qu'on écarte les paupières; il se reforme avec une rapidité extraordinaire. Si l'ophtalmie dure longtemps, la cornée ne tarde pas à s'infiltrer, à s'ulcérer même, sur une plus ou moins grande étendue, il s'ensuit un leucome adhérent, ou encore la destruction complète de la membrane cornéenne avec panophtalmie.

Après trois semaines, la sécrétion diminue dans de grandes proportions, elle finit par disparaître peu à peu. La forme grave peut durer deux mois et même davantage; fort heureusement, il y a des ophtalmies bénignes qui guérissent en deux ou trois semaines complètement.

Traitement. — Il faut penser à combattre la constipation chez la mère, s'il y en a, au moyen de purgatifs légers, rhubarbe, et donner des diurétiques pour éliminer les toxines. L'alimentation se composera, de préférence, de fruits, de laitage, de féculents, de viande fraîche. Tous les aliments excitants seront interdits.

Il importe beaucoup de ne pas laisser séjourner dans l'œil le pus qui favorise les ulcérations de la cornée; dans ce but, on fait des lavages toutes les deux ou trois heures avec l'appareil laveur de Kalt et à défaut avec la grosse extrémité de la seringue d'Anel; au besoin on peut très bien se servir d'ouate hydrophile que l'on exprime dans l'œil. Pour les raisons déjà exposées, à propos de la blennorrhée des adultes, ces lavages seront froids, à l'eau bouillie ou à l'eau boriquée, le froid étant encore ici préférable à la chaleur qui favorise la suppuration.

Lorsqu'il veut pratiquer ces lavages, le médecin doit être commodément assis, la tête de l'enfant repose entre ses jambes, l'un et l'autre seront protégés par des linges. On écarte ensuite les paupières, soit au moyen du pouce et de l'index de la main gauche, soit au moyen d'un écarteur, si le gonflement des paupières rend la première manœuvre impossible.

On retire d'abord, avec des tampons, le pus qui sort à travers les paupières, on facilite ainsi le lavage consécutif de l'œil et des culs-de-sac.

Ce lavage terminé, le médecin fera, localement, un badigeonnage avec la solution au nitrate d'argent, suivi d'un badigeonnage avec une solution saturée de chlorure de sodium. La tête de l'enfant étant toujours installée sur les genoux de l'opérateur, on saisit entre le pouce et l'index de la main droite la paupière supérieure que l'on renverse en haut. Avec l'index de la main gauche, on la maintient retournée, tandis qu'avec le pouce on renverse la paupière inférieure, de façon à mettre en contact les plis de renversement. A ce moment, on passe sur les paupières ainsi renversées un pinceau trempé dans la solution au nitrate d'argent à 1/100 ou 2/100, puis, immédiatement après, le pinceau trempé dans une solution saturée de chlorure de sodium.

Il faut éviter d'employer pour les lavages des liquides caustiques; si on emploie le permanganate, ce sera en solutions faibles, à 1/5.000; je me souviens d'un enfant soigné en province, qui eut à la suite de lavages de permanganate répétés plusieurs fois par jour, en solution forte, un vaste eczéma de la tête et de la face. Sur le front et les joues, au point précis où les doigts avaient été placés pour l'écartement des paupières, la peau était détruite en partie, il y avait là de véritables eschares. Une autre fois, j'ai vu une vaste perforation de la cornée chez un enfant atteint d'ophtalmie et produite, je pense, en partie du moins — car la suppuration n'avait pas été très abondante — par des irrigations fréquentes au biiodure, conseillées par une sage-femme.

Dans les formes très graves, on fera deux badigeonnages par jour avec la solution argentique forte à 2/100; après quelques jours on ne fera plus qu'un badigeonnage par jour, ou encore on abaissera à 1/100 le titre de la solution pour éviter l'apparition des fausses membranes.

Dans les formes légères on remplacera avec avantage le nitrate d'argent par le protargol ou l'argyrol :

Protargol ou argyrol..........	0 gr. 30
Eau distillée...............	10 gr.

Dont on mettra IV ou V gouttes, deux fois par jour, puis, après quelques jours, une fois par jour.

De même, dès que la cornée s'infiltre sérieusement, si on redoute une perforation, on remplace le nitrate par le protargol ou l'argyrol à 3/100 dont on met III gouttes quatre fois dans les vingt-quatre heures. Il faut abaisser le titre de cette solution à 2/100, lorsque l'argyrose apparaît sur la conjonctive qui prend une teinte brunâtre.

On y ajoute l'instillation de II gouttes le matin d'une solution d'atropine à 1/200 tous les deux ou trois jours. Dans les formes graves et de longue durée, il est utile d'alterner l'emploi du nitrate d'argent avec celui de l'argyrol et du protargol, si on veut éviter l'apparition des fausses membranes.

Il est très probable que beaucoup d'ulcérations et de perforations de la cornée sont dues à l'abus des solutions trop fortes 1/40, 1/20 de nitrate d'argent, employées deux fois par jour, pendant trop longtemps.

Chez les nouveau-nés, comme chez les adultes, les scarifications dans le cas de gonflement énorme des paupières sont très utiles pour diminuer la congestion.

ULCÉRATIONS DE LA CORNÉE

Symptômes. — La kératite ulcéreuse se caractérise par la destruction du tissu cornéen; cette destruction est plus ou moins profonde. Elle débute par une infiltration grisâtre d'étendue variable; les dimensions de l'ulcération sont naturellement en rapport direct avec celles de l'infiltration : plus celle-ci sera vaste, plus la perte de substance sera étendue. Toute ulcération de la cornée se complique d'injection périkératique, de larmoiement, de photophobie, de douleurs qui sont souvent très intenses.

L'iris participe souvent au processus, avec tous les symptômes de l'iritis séreuse. Quand les symptômes inflammatoires manquent, on dit que l'ulcère est torpide. Lorsque les couches de la cornée sont détruites, de dehors en dedans, il survient la période dite de réparation.

Le fond et les bords de l'ulcère recouvrent leur transparence, des vaisseaux conjonctivaux gagnent ses bords, et il se comble au moyen d'un tissu cicatriciel de nouvelle formation, qui laissera des traces indélébiles.

La perforation de la cornée est une complication fréquente des ulcères; elle s'accompagne d'une accalmie dans l'intensité des douleurs; l'humeur aqueuse s'écoule, la chambre antérieure s'efface, et l'iris entraîné vers la plaie, par suite du vide qui se produit, s'applique contre la face postérieure de la cornée. La membrane irienne fait hernie dans la plaie sous forme d'une saillie brune arrondie dont les dimensions varient de celle d'une toute petite épingle à celle d'une épingle à petite tête noire. L'iris contracte des adhérences tout autour de la perforation, et dans les cas favorables, l'ulcération se comble au moyen d'un tissu cicatriciel intimement soudé au tissu prolabé : c'est ce qu'on appelle un leucome adhérent.

Si l'ulcération est très étendue, la cornée se déforme; elle peut être aplatie ou même disparaître avec phtisie du globe. La cicatrice peut aussi devenir ectatique, avec enclavement irien; on a alors le staphylome cornéen. Dans les cas de vastes perforations, le cristallin s'adosse à la face postérieure de la cornée et devient le siège d'une complication : cataracte capsulaire, luxation, etc...

La kératite ulcéreuse résulte soit d'un traumatisme, soit d'une affection propre de la cornée, soit enfin d'une maladie intéressant à la fois la cornée et la conjonctive, ainsi que cela se rencontre dans la kérato-conjonctivite phlycténulaire. Elle est encore la conséquence de conjonctivites graves, telles que l'ophtalmie des nouveau-nés, la blennorrhée des adultes, le trachome, l'herpès de la cornée, etc...

Traitement. — Le traitement varie avec la cause qui a produit l'ulcère. Elle peut être d'ordre mécanique; s'il y a un corps étranger, on l'enlève; s'il y a des cils déviés, on les arrache. Dans les formes graves de conjonctivite, on évitera les caustiques violents tels que le sulfate de cuivre, le nitrate d'argent, aptes à produire les ulcérations de la cornée. D'une façon générale, quelle que soit l'origine — connue ou non — de l'ulcère cornéen, le froid qui est sédatif et analgésique est préférable à la chaleur qui favorise la suppuration.

On fera donc, pour les petites ulcérations, des lavages froids; dans les ulcères profonds et étendus on emploiera les compresses froides d'eau bouillie ou d'eau boriquée que l'on appliquera pendant un quart d'heure, en les renouvelant dès qu'elles sont tièdes.

Contre les douleurs locales, on emploiera la cocaïne ou la stovaïne aux mêmes doses :

Cocaïne.	0 gr. 30
Eau distillée.	10 gr.

Si l'ulcération est liée à une conjonctivite avec

sécrétion abondante, on peut employer le mélange :

Protargol.	0 gr. 10
Cocaïne.	0 gr. 20
Eau distillée.	10 gr.

On peut mettre V gouttes une fois par jour de ces collyres, ou III gouttes plusieurs fois par jour pendant quelques jours.

L'atropine est un médicament excellent des ulcérations de la cornée; elle est sédative, décongestive et de plus a l'avantage, quand il y a menace de perforation, de maintenir l'iris dilaté et de diminuer ainsi les chances d'enclavement. On emploie la solution à 1/200 :

Sulfate neutre d'atropine. . . .	0 gr. 05
Eau distillée.	10 gr.

dont on peut mettre III gouttes dans l'œil tous les jours, et après huit jours, tous les deux ou trois jours.

Pour protéger l'œil contre l'irritation produite par les agents externes, le vent, la poussière, la lumière vive, le froid, il est très utile d'employer un pansement occlusif. Si l'affection est de longue durée, on remplace l'atropine par la duboisine.

Si on juge utile de faire des cautérisations de l'ulcère cornéen, on a le choix entre divers procédés. On peut employer la teinture d'iode pure; je me sers de préférence de la teinture d'iode glycérinée :

Teinture d'iode. . . . . }
Glycérine neutre. . . . . } ââ 5 gr.

On enroule autour d'une sonde à bout olivaire, ou même autour d'une allumette, un peu de coton que l'on trempe dans la solution, et on touche ensuite l'ulcération.

La cautérisation ignée, pratiquée d'abord par GAYET, se fait soit avec la pointe fine du thermocautère de Paquelin, soit avec le galvano-cautère, soit même avec une sonde à bout olivaire, rougie au feu. Pour cette petite manœuvre qui est douloureuse, il faut faire l'anesthésie à la cocaïne. Lorsqu'on veut se servir du galvano-cautère, il faut, après avoir établi le courant, attendre que le cautère devienne rouge, puis on interrompt celui-ci et on pratique la cautérisation. Elle doit être faite avec prudence, rester superficielle et limitée à l'ulcération, si on ne veut pas avoir à son actif une perforation brusque de la cornée, que le malade mettrait, non sur le compte de la maladie, mais sur le compte du médecin.

Pour connaître exactement l'étendue de l'ulcération, il suffit de faire une instillation de II ou III gouttes de fluorescéine.

Les pommades sont en général sédatives; elles jouent le rôle d'isolateur et procurent une sensation de fraîcheur agréable. Si on emploie la pommade jaune, il est préférable de s'en tenir aux doses faibles, pour éviter toute irritation :

Oxyde jaune d'hydrargyre. . .	0 gr. 10
Lanoline.	10 gr.

Je me sers de la pommade au borate de soude, sédative et calmante :

Borate de soude.	0 gr. 30
Lanoline.	10 gr.

Darier emploie contre les ulcères graves progressifs les injections sous-conjonctivales de sublimé. On fait dans la conjonctive bulbaire une injection de une à trois divisions de la seringue de Pravaz d'une solution de sublimé à 1/1000, on répète une deuxième injection quelques jours après. J'emploie aussi avec avantage les injections sous-conjonctivales d'une solution à 3/100 de cacodylate de soude dont j'injecte une demi-seringue, de la contenance de 1 centimètre cube, dans le cul-de-sac inférieur de la façon décrite (1).

Si on est en présence d'une perforation de la cornée, avec adossement de l'iris, il est nécessaire de continuer l'atropine; si la hernie est assez volumineuse pour cela, on la dégage de ses adhérences avec la cornée et on excise la portion herniée, après l'avoir attirée avec la pince; au préalable on pratiquera l'anesthésie.

(1) Voir p. 55.

A la période de réparation, on remplace le bandeau occlusif par des lunettes fumées, teinte n° 2.

On remplace également les mydriatiques par les myotiques, ésérine ou pilocarpine, qui sont vaso-dilatateurs :

Sulfate neutre d'ésérine.	0 gr. 05
Eau distillée.	10 gr.

dont on met III gouttes le matin, pendant quelques jours, puis tous les deux jours.

A la période de réparation convient également la pommade au cacodylate de soude, que je préconise depuis plusieurs années et dont je me sers en thérapeutique oculaire. Comme tous les arsenicaux, elle facilite la reconstitution des tissus détruits et la cicatrisation. On en met tous les jours comme un gros pois dans l'œil, le soir au coucher, et on fait suivre l'introduction de la pommade d'un massage rotatoire de cinq minutes sur l'ulcération :

Cacodylate de soude.	0 gr. 30
Lanoline.	10 gr.

La pommade et le massage seront employés tous les jours, pendant deux semaines, puis tous les deux ou trois jours.

Comme traitement général, le malade sera soumis à un régime doux, avec suppression de tous les excitants alimentaires ou autres. Si on a lieu de croire qu'il est intoxiqué, on usera des purgatifs, des diurétiques, pour faciliter l'élimination des toxines, et, s'il y a une forte congestion du globe oculaire, on emploiera les dérivatifs.

ULCÈRE GRAVE A HYPOPYON

Symptômes. — Le malade présente, au plus haut degré, les symptômes de l'ulcère cornéen, savoir : l'injection périkératique, le larmoiement, les douleurs violentes. A ces symptômes s'ajoutent des phénomènes généraux : fièvre, inappétence, abattement.

L'ulcération siège sur la cornée, et dans la chambre antérieure on aperçoit une ligne blanche, qui dénote la formation du pus et qui s'élève peu à peu. L'évolution de l'affection varie de huit jours à trois semaines. Elle est fréquente chez les batteurs de blé et les moissonneurs, d'où son nom d'ulcère des moissonneurs qu'on lui a donné.

Traitement. — On placera immédiatement un bandeau occlusif et on instituera un régime lacto-végétarien, de préférence. Tous les excitants alimentaires seront supprimés, on prescrira le repos à la chambre, dans une demi-obscurité. Pendant trois jours le malade prendra le matin un verre d'eau de Montmirail, ou de Janos, et le soir un pédiluve.

Les compresses évaporantes froides sont sédatives, elles diminuent la congestion et la température locale ; on les met quatre fois par jour, pendant un quart d'heure, et on les renouvelle dès qu'elles sont échauffées.

Au début, la cocaïne alterne avec l'atropine, un jour de chaque :

Sulfate neutre d'atropine.....	0 gr. 05
Eau distillée.............	10 gr.

dont on mettra III gouttes le matin;

Chlorhydrate de cocaïne.....	0 gr. 30
Eau distillée.............	10 gr.

dont on mettra III gouttes, trois ou quatre fois par jour, si le malade souffre beaucoup. Après dix jours, on remplacera la cocaïne par la stovaïne aux mêmes doses; de même, on espacera l'usage de l'atropine tous les deux ou trois jours seulement.

Le soir, au coucher, on introduit dans l'œil comme un gros pois de la pommade iodoformée :

Iodoforme...............	0 gr. 30
Vaseline neutre..........	10 gr.

Dès que le pus est collecté dans la chambre antérieure, il est très utile de lui donner issue au moyen d'une paracentèse. Cette opération donne d'excellents résultats, elle conserve l'œil et un peu de vision.

Paracentèse. — Pour la pratiquer, on commence par laver l'œil et, après avoir fait l'anesthésie, on place l'écarteur. On fixe ensuite le globe en saisissant avec la pince à fixer un pli de la conjonctive, au niveau du diamètre inférieur de la cornée; on introduit alors le couteau lancéolaire coudé à 2 millimètres en avant du limbe, dans la chambre antérieure, et on le conduit parallèlement à l'iris jusqu'au niveau du bord inférieur de la pupille, puis on le retire doucement. L'humeur aqueuse en s'écoulant produit un vide, le pus se trouve ainsi aspiré et il sort après l'humeur aqueuse si sa consistance est assez fluide; s'il affecte l'aspect d'un magma purulent, il reste entre les lèvres de la plaie, d'où on l'extrait avec une pince fine. On peut aussi, pour les hypopyons, pratiquer l'opération de Sœmisch.

Opération de Sœmisch. — Le malade étant couché, lavé, anesthésié, la tête étant maintenue immobile par un aide, on place l'écarteur. On fixe l'œil en saisissant avec la pince à fixer un pli conjonctival au niveau du diamètre inférieur de la cornée, on introduit ensuite le couteau de Graefe dans la partie saine de cette cornée que l'on transfixe en faisant sortir la pointe du couteau en un point opposé, de façon que l'ulcération se trouve entièrement comprise dans le tranchant de l'instrument. On ramène alors celui-ci en avant, et l'ulcère est complètement sectionné; on extrait le magma purulent avec les pinces, si c'est nécessaire.

A la période de réparation, on remplacera les mydriatiques par les myotiques, on emploiera, si on le juge nécessaire, les injections sous-conjonctivales et les massages avec la pommade au cacodylate de soude, comme cela a été indiqué au traitement de l'ulcère cornéen (1).

KÉRATO-CONJONCTIVITE PHLYCTÉNULAIRE

Symptômes. — La conjonctivite phlycténulaire apparait sous la forme d'un bouton blanc, ou blanc jaune; comme la kératite phlycténulaire, elle est l'apanage de l'enfance et elle s'accompagne souvent d'éruptions impétigineuses de la face ou du cuir chevelu. Sur la cornée la phlyctène a l'aspect d'une infiltration grise arrondie, qui laisse après elle une ulcération. Elle donne lieu à une photophobie intense, le petit malade refuse obstinément d'ouvrir les paupières et de voir le jour qu'il fuit par tous les moyens, soit en se cachant les yeux avec les bras, soit en abaissant la tête, ou encore en se cachant dans le sein maternel. On ne peut écarter les paupières qu'avec peine et il se produit un abondant écoulement de larmes.

Cette affection présente avec l'eczéma de la face ou du cuir chevelu, qu'elle remplace, ou avec lequel elle alterne, une origine qui dans un grand nombre de cas doit être commune. Presque toujours, en effet, il y a chez les petits malades qui présentent de l'eczéma et des phlyctènes de la conjonctive ou de la cornée une

(1) Voir p. 145.

alimentation insuffisante, mais le plus souvent trop abondante ou impropre; les uns subissent un véritable gavage, les autres, sevrés trop tôt, sont soumis à la nourriture des adultes avant le temps.

Il s'ensuit très probablement une accumulation de toxines dans le sang par insuffisance des organes digestifs, sécréteurs, et excréteurs.

Traitement. — Le traitement doit être à la fois général et local; qu'il y ait, ou non, des troubles intestinaux, j'institue toujours un régime. Les enfants sevrés trop tôt sont remis au lait; à deux ou trois ans, ils sont remis aux bouillies, aux panades, aux potages au lait; de trois à cinq ans, j'institue le régime lacto-végétarien pendant quelques semaines.

Les enfants chétifs et mal nourris seront suralimentés si possible, avec les pâtes, les féculents, la viande de cheval. On luttera contre la constipation avec les fruits, les légumes; de toute façon on fera usage des purgatifs, des dérivatifs.

Suivant l'âge, la tolérance, on donnera soit 1 ou 2 centigrammes de calomel dans du lait, soit une cuillerée à café d'huile de ricin, ou encore 30 grammes de manne dans du lait.

Si l'affection récidive, on appliquera un petit vésicatoire de 4/4 ou de 6/6.

Chez les enfants chétifs, on instituera un traitement reconstituant, pour lequel on a le choix entre les divers agents thérapeutiques suivants :

Liqueur de Fowler, I à V gouttes par jour, suivant l'âge de l'enfant, pendant dix jours par mois pendant trois mois.

Huile de foie de morue, une cuillerée à dessert ou à soupe, par jour.

Sirop iodotannique, ou sirop de raifort iodé, 3 cuillerées à café ou à dessert par jour, suivant l'âge.

Glycérophosphate de chaux. . . }	ââ 2 gr.
— de potasse. . }	
Eau distillée.	100 gr.
Sirop simple.	125 gr.

une cuillerée à soupe ou à dessert par jour.

Ou encore, on fera de la suralimentation avec 1/2 litre de lait par jour, en plus des repas, et 50 grammes de viande rouge hachée le soir dans le potage, trois fois par semaine.

Protoxalate de fer. . . . . }	ââ 5 gr.
Extrait de quinquina. . . . . . . }	

Pour faire 100 pilules, 2 à 4 par jour suivant l'âge.

Le traitement local consistera à appliquer d'abord un pansement occlusif qui soustrait l'œil malade à l'influence irritante des agents extérieurs, comme la lumière, la poussière, le vent; on évitera ainsi la contracture des paupières. Pour diminuer les douleurs et la photophobie, on appliquera trois fois par jour pendant un quart d'heure des compresses froides d'eau boriquée ou d'eau bouillie.

Dans les cas bénins, on donne soit la cocaïne, soit la stovaïne aux mêmes doses :

Cocaïne.	0 gr. 30
Eau distillée.	10 gr.

III gouttes, une ou deux fois par jour, dans l'œil malade. Dans les cas d'ulcérations de la cornée on ajoute l'atropine :

Sulfate neutre d'atropine. . . .	0 gr. 05
Eau distillée.	10 gr.

dont on met III gouttes tous les deux ou trois jours, à la place de la cocaïne. Le soir, au coucher, on introduira dans l'œil comme un gros pois de la pommade au borate de soude à 3/100. Pendant dix jours, on mettra les gouttes et la pommade tous les jours, une fois par jour, puis tous les deux jours.

Quand commence la période de réparation, on fait le soir au coucher un massage direct de la cornée avec la pommade au cacodylate de soude à 3/100 (1).

KÉRATITE PARENCHYMATEUSE OU INTERSTITIELLE

Lorsque cette forme de kératite s'associe chez le même sujet, à un enfoncement de la racine du nez, à des dents crénelées, naines ou échancrées, ou encore à des lésions de l'oreille, on la considère depuis Hut-

(1) Voir p. 58.

CHINSON qui lui a donné son nom, comme d'origine syphilitique.

Mais la kératite interstitielle isolée n'est pas rare, et en dehors de la syphilis elle doit dépendre d'autres états morbides : scrofule, tuberculose, rhumatisme, vices de la nutrition; chez les enfants scrofuleux elle remplace ou précède parfois l'impétigo de la face ou du cuir chevelu et elle doit souvent avoir pour causes une alimentation insuffisante, impropre, ou de mauvaise qualité; une croissance exagérée et rapide qui crée un état d'hyponutrition, peut être apte à la produire. Elle est l'apanage de l'enfance et de la jeunesse; elle évolue lentement et envahit successivement les deux yeux.

Symptômes.—La kératite interstitielle se développe lentement et sans réaction sensible; elle s'annonce par une infiltration centrale de la cornée, qui peu à peu se généralise. On aperçoit souvent dans l'épaisseur de la membrane un fin pointillé gris; parfois certains points sont plus opaques, d'autres fois l'opacité affecte une épaisseur uniforme. Au début, l'injection périkératique est très modérée, il arrive même qu'elle fait complètement défaut. Le sujet se plaint d'une sensation de brouillard plus ou moins épais, en rapport avec l'opacification de la cornée qui peut atteindre des proportions telles, que les malades ne peuvent plus se conduire.

La période de réparation qui commence après

quelques mois, est caractérisée par la présence autour du limbe et dans la cornée, d'un fin lacis de nombreux vaisseaux, parfois tellement fins et serrés qu'ils donnent à la cornée un aspect uniformément rouge; d'autres fois la vascularisation est peu abondante.

La cornée reprend peu à peu sa transparence, mais il n'est pas rare qu'il persiste, pendant de longs mois, des opacités plus ou moins épaisses.

Le pronostic de cette forme de kératite n'a rien d'alarmant, elle n'aboutit jamais à l'ulcération; elle dépend donc, surtout, de l'épaisseur des opacités qui persistent sur la cornée, pendant des années parfois et qui gênent la vision à des degrés variables; il n'est cependant pas rare qu'avec le temps ces opacités disparaissent complètement.

L'évolution de la kératite interstitielle est très longue; elle peut se compliquer de cyclite, d'iritis, mais ce sont là des cas qui font exception.

Traitement. — Le traitement varie avec la cause productrice de la maladie; l'usage du mercure sera réservé aux formes qui comprennent le syndrome d'Hutchinson et pour lesquelles on peut incriminer certainement la syphilis. Le mercure sera prescrit aux enfants sous forme de frictions, à la dose de 1 gramme pour une friction dont on fera 8 frictions par mois.

Chez les enfants chétifs, scrofuleux, que l'on soupçonne réduits à une alimentation insuffisante, ou encore chez ceux qu'une croissance rapide a conduits dans un état d'hyponutrition, on s'adressera d'abord aux reconstituants, à la suralimentation. Dans la seconde enfance, on prescrira soit une cuillerée à soupe d'huile de foie de morue, soit une cuillerée à soupe du sirop d'iodure de fer du Codex, soit la même dose du sirop :

Glycérophosphate de chaux. . . }	ââ 2 gr.
— de potasse. . }	
Eau distillée.	100 gr.
Sirop simple.	125 gr.

On donnera un demi-litre de lait par jour et 50 grammes de viande rouge hachée le soir, dans le potage, trois fois par semaine.

Ou encore :

Protoxalate de fer. . . .	0 gr. 10
Savon amygdalin.	Q. s. pour une pilule.

une ou deux par jour, suivant l'âge, pendant dix jours par mois.

On remettra au lait, aux farines lactées, aux potages au lait, tous les jeunes enfants de 3 à 5 ans, qui sont soit trop nourris, soit nourris d'une façon impropre pour leur âge.

Lorsque les petits malades sont atteints en même temps de kératite interstitielle, d'eczéma et d'adénites et si on a des raisons de penser à une auto-intoxication, on emploiera avec le régime les purgatifs répétés à deux ou trois reprises. On peut donner, suivant l'âge, 2 à 4 cuillerées à café de sirop de chicorée, de 5 à 30 grammes de manne dissoute dans du lait, ou encore une ou deux cuillerées à café d'huile de ricin.

Si l'enfant a dix ans, on peut lui donner 6 à 8 gr. de follicules de séné avec 200 grammes de pruneaux en tisane sucrée.

Localement on appliquera matin et soir, pendant un quart d'heure, des compresses d'eau boriquée chaude sur les paupières fermées. Tous les trois ou quatre jours, on mettra le matin dans les yeux, III gouttes de collyre à l'atropine à 1/200. Après un mois, on remplacera l'atropine par la duboisine; on évitera ainsi la conjonctivite atropinique et les phénomènes d'intoxication auxquels les enfants sont sujets, lorsque l'affection est de longue durée.

Après un certain temps, dans les cas rebelles on remplacera les mydriatiques par la dionine ou la bromëine en solution faible à 3/100. On formulera :

Dionine ou bromëine.	0 gr. 30
Eau distillée.	10 gr.

dont on mettra V gouttes tous les deux ou trois jours.

Tous les soirs, on pratiquera un massage direct et périorbitaire (1) avec la pommade au borate de soude à 3/100.

On prescrira, pour le grand jour, les lunettes fumées ou jaunes Fieuzal n° 2; les verres foncés sont mal supportés dans la kératite interstitielle.

(1) Voir p. 58.

Si après deux ou trois mois, la kératite ne s'amende pas sensiblement, on fera des injections sous-conjonctivales d'iodure de sodium à 3/100, une demi-seringue de Pravaz deux fois par semaine (1). DARIER emploie avec succès le sérum artificiel chez les enfants robustes. Si l'affection résiste à tous les moyens, il faut employer les altérants sous forme d'iodures à la dose de 0 gr. 15 à 0 gr. 25 par jour.

Photophobie. — La photophobie n'est qu'un symptôme qui est lié à certaines affections de la conjonctive, de l'iris, du nerf optique, mais surtout aux affections de la cornée.

Les enfants atteints de kératites, d'ulcérations ou de vésicules cornéennes, ont une attitude tout à fait caractéristique qui met sur la voie du diagnostic. Ils baissent la tête énergiquement pour fuir le jour, contractent les paupières qu'il faut écarter de force, et cachent leur tête soit sur l'épaule, soit dans le sein maternel. D'autres mettent les bras en avant pour se protéger de la lumière.

Chez les adultes qui persistent à supporter la lumière vive, il se développe des attitudes vicieuses et des maux de tête. Dans la photophobie, liée à une affection des yeux passagère, le mieux est de prescrire le bandeau occlusif ou l'obscurité; chez les personnes atteintes d'hyperesthésie de la rétine, qui est consécutive à un travail assidu sous une lumière très vive,

(1) Voir p. 55.

il faut prescrire l'usage de verres neutres ou correcteurs légèrement teintés en jaune Fieuzal.

Les hypermétropes, les presbytes qui écrivent le soir avec un éclairage intense se trouvent bien de verres fumés convexes.

Lagophtalmie. — La kératite par lagophtalmie survient chez les sujets qui ont un défaut d'occlusion des paupières consécutif à une proéminence énorme du globe oculaire, ainsi que cela se voit dans la maladie de Basedow, ou encore à une paralysie du muscle orbiculaire qui préside à l'occlusion des paupières.

La partie découverte de la cornée se dessèche, devient mate, grisâtre, elle s'infiltre pour aboutir à l'ulcération; consécutivement il survient de l'hypopyon. Cette forme de kératite débute à la partie inférieure de la membrane cornéenne, qui est la région la plus exposée. Il faut soustraire le globe oculaire, au moyen de la tarsorrhaphie, à l'action des agents extérieurs.

Kératomalacie. — La kératomalacie est une affection de l'enfance consécutive à un très mauvais état général. Elle consiste dans une dessiccation qui débute par la conjonctive pour se propager à la cornée qui s'opacifie et peu après s'ulcère.

Kératite neuro-paralytique. — Cette forme de kératite est consécutive à une paralysie du trijumeau, qui donne lieu à des troubles trophiques de la cornée.

Cette membrane devient mate, sèche, grise, bientôt elle s'ulcère et cette ulcération donne lieu à une perforation. Pour éviter cette dernière, il faut appliquer un bandeau occlusif et faire quelques instillations espacées d'atropine à 1/200.

Taies de la cornée. — Les taies de la cornée varient d'aspect, depuis le simple nuage, perceptible seulement à l'éclairage oblique, jusqu'au leucome qui se présente sous l'aspect d'une cicatrice blanche; quand l'iris est adhérent au tissu cornéen, on dit qu'il y a leucome adhérent.

Les taies superficielles guérissent facilement et complètement; on sait avec quelle facilité disparaissent chez les enfants les opacités consécutives aux phlyctènes de la cornée; les taies profondes elles-mêmes s'éclaircissent avec le temps, seules les opacités qui succèdent aux ulcères perforants, sont opaques et permanentes.

Les opacités de la cornée, d'une façon générale, guérissent d'autant plus facilement que l'âge est moins avancé. Contre les taies on emploie divers remèdes; les plus connus sont la pommade à l'oxyde jaune à 2/100 ou 3/100 et la pommade au calomel. Cette dernière est préférable parce que moins irritante et moins caustique; on devra l'employer aussi à faibles doses:

Calomel.	0 gr. 20 à 0 gr. 30
Vaseline.	10 gr.

dont on mettra dans l'œil comme une lentille ou un

pois en faisant en même temps un massage de cinq minutes.

Dans les taies récentes, consécutives aux ulcères cornéens, je préfère la pommade au cacodylate de soude à 3/100 qui facilite la réfection des tissus ; cette dernière peut être continuée plus longtemps que les pommades mercurielles qui sont altérantes.

Les opacités de la cornée gênent la vision dans des proportions variables, suivant qu'elles sont plus ou moins denses et qu'elles sont plus ou moins rapprochées du centre de la pupille.

Lorsque les agents médicamenteux demeurent sans succès, et que le leucome obstrue le champ pupillaire, il est indiqué de pratiquer une iridectomie, autrement dit une pupille artificielle, qui sera faite sur l'iris, dans une région transparente de la cornée et de préférence en bas et en dedans.

Staphylome de la cornée. — Il est constitué par une cicatrice saillante de la cornée, avec adossement de l'iris à sa face postérieure. Si la cicatrice occupe tout l'emplacement de la cornée, il est total; il est partiel s'il n'en comprend qu'une partie; suivant la forme qu'il affecte, il est dit sphérique, ou conique; généralement les staphylomes sont parcourus par des vaisseaux venant de la conjonctive, ils succèdent à des perforations de la cornée, avec adossement et prolapsus de l'iris.

Il y a consécutivement, à ces lésions très graves, une

perte plus ou moins absolue de la vision et généralement de l'hypertonie. Le traitement est surtout prophylactique; il consiste à éviter, par des soins constants et attentifs, les vastes perforations de la cornée.

Kératocône. — La cornée sans fracas, et lentement prend un aspect conique; au début, elle conserve sa transparence, en sorte qu'il faut, si on veut constater la déformation, faire regarder le malade directement devant lui et se placer latéralement pour examiner la cornée et voir le sommet du cône.

Le malade accuse un trouble de la vue qui n'est modifié par aucun verre correcteur; peu à peu le sommet du cône s'opacifie et la vue baisse encore davantage. C'est une affection assez rare, bilatérale; on la rencontre chez les jeunes sujets. Elle est produite par un amincissement des couches de la cornée, dont on ignore la cause.

Le traitement consiste à cautériser le sommet du cône, ce qui n'améliore pas toujours la situation. J'emploie avec des succès momentanés la médication recorporante avec les glycérophosphates, les arsenicaux, la lécithine (1), la suralimentation chez certains sujets affaiblis, surmenés ou convalescents. Dans le kératoglobe, c'est la cornée tout entière qui est augmentée de volume.

(1) Voir p. 88.

CHAPITRE VI

MALADIES DE LA SCLÉROTIQUE IRITIS — CHOROÏDITES — GLAUCOME

ÉPISCLÉRITE

L'épisclérite se caractérise par la présence, sur la sclérotique, d'un ou de plusieurs boutons blancs, élevés, à sommet large et aplati et qui reposent sur un fond rouge vif. Les boutons sont indurés et la conjonctive demeure mobile sur ce fond, uniformément rouge. Le malade éprouve plus ou moins de gêne, de photophobie; il y a parfois des douleurs et du larmoiement.

Cette affection dure des semaines, moins longtemps toutefois que sa sœur, la sclérite; la vision n'est jamais atteinte et elle disparaît sans laisser de traces, sauf parfois une teinte ardoisée de la sclérotique, à l'endroit où siégeait le bouton d'épisclérite.

On commencera le *traitement* par la prescription de lunettes légèrement fumées, et on fera appliquer trois fois par jour sur l'œil malade des compresses sèches chaudes, pendant un quart d'heure.

S'il y a des douleurs, de la photophobie, du larmoiement, on pratiquera l'occlusion de l'œil, en même temps on prescrira :

Stovaïne ou cocaïne.	0 gr. 30
Eau distillée.	10 gr.

dont on mettra V gouttes matin et soir.

Ou encore :

Dionine.	àâ 0 gr. 20
Cocaïne.	
Eau distillée.	10 gr.

dont on mettra aussi V gouttes deux ou trois fois par jour.

Contre les douleurs on donnera aussi à l'intérieur :

Antipyrine.	0 gr. 50
Sulfate neutre de quinine.	0 gr. 25

pour un cachet, deux ou trois par jour, nº 10.

Ou encore :

Antipyrine.	0 gr. 50
Bromhydrate de quinine.	0 gr. 25

pour un cachet, deux ou trois par jour, nº 10.

On emploiera, dans les formes congestives avec rougeur vineuse du globe, les purgatifs sous forme d'eau de Châtel-Guyon ou de Montmirail, dont on donnera un verre le matin à jeun, pendant trois jours de suite. On emploiera anssi les révulsifs, sous forme de petits vésicatoires de 6c./6c., appliqués dans le dos, ou encore sous forme de mouches volantes.

On y ajoutera, si l'œil n'est pas trop douloureux, le massage direct du globe, ou le massage périorbitaire suivant la méthode que j'ai indiquée. On emploiera pour le pratiquer la pommade au borate de soude, ou à l'acide borique à 3/100.

En même temps que le traitement local, on prescrira les alcalins à l'intérieur :

Benzoate de lithine.	ãã 0 gr. 25
Aspirine.	

pour un cachet, deux par jour, nº 30.

Ou encore :

Bicarbonate de soude.	0 gr. 50
Carbonate de lithine.	0 gr. 25

pour un cachet, deux par jour, nº 30, à avaler avec un demi-verre d'eau de Vichy ou de Vals.

SCLÉRITE

La sclérite apparaît sous la forme d'une plaque de couleur rouge plus ou moins foncée, parfois violette, dont le siège de prédilection est la région antérieure et supérieure du globe. Si les plaques se succèdent — car les récidives sont fréquentes — la partie antérieure du globe présente un aspect violacé, bossué, irrégulier, la sclérotique s'étant distendue et ectasiée en plusieurs points.

C'est une affection peu ou pas douloureuse, qui n'atteint pas la vision, mais elle est par contre très rebelle et elle récidive facilement; elle persiste parfois des mois et des années; pendant la période aiguë il n'est pas rare que le malade ressente des douleurs dans les mouvements du globe.

La sclérite, comme l'épisclérite, est une des manifestations du rhumatisme oculaire et de l'arthritisme. Le froid, l'humidité, sous toutes ses formes, la produisent incontestablement et l'aggravent. Il est fréquent de voir ces deux affections alterner avec d'autres manifestations rhumatismales.

Comme *traitement*, on prescrira d'abord des lunettes légèrement fumées, teinte nº 2; on appliquera trois fois par jour, sur l'œil malade, des compresses sèches chaudes, pendant un quart d'heure. Comme pour l'épisclérite, on prescrira avec avantage le massage direct et périorbitaire, les purgatifs minéraux, les révulsifs, les alcalins, de la même façon et aux mêmes doses. Les pilules altérantes et dérivatives à base de calomel donnent dans quelques cas de bons résultats :

Calomel.	0 gr. 05
Rhubarbe.	0 gr. 15

poudre de réglisse quantité suffisante pour une pilule nº 20; deux par jour.

Les iodures réussissent parfois quand les autres moyens échouent :

Iodure de potassium........	ââ 3 gr.
— de sodium........	
Eau distillée............	25 gr.
Sirop E. O. A............	225 gr.

Chaque cuillerée contient 0 gr. 50 d'iodure, une ou deux par jour. On peut donner aussi l'iodalose Galbrun, XV gouttes à chaque repas.

IRITIS

Le terme d'iritis est impropre, presque toujours, l'inflammation de l'iris est liée à celle du corps ciliaire et le terme d'irido-cyclite serait plus conforme à la réalité des faits.

On distingue deux formes d'iritis : l'iritis séreuse, l'iritis plastique. Le type de l'iritis séreuse est l'iritis désignée autrefois sous le nom de descemétite. Cette forme se caractérise par la présence de fines granulations sur la membrane de Descemet. La forme plastique est de beaucoup la plus commune; c'est à elle qu'appartiennent l'iritis rhumatismale, tuberculeuse, syphilitique, les iritis consécutives à des infections générales : rougeole, variole.

Par suite des dépôts qui se forment dans la chambre antérieure et sur la capsule du cristallin, la vue des malades se trouble. Souvent, il se forme entre l'iris et le cristallin des adhérences, auxquelles on a donné le nom de synéchies. Ces adhérences affectent l'aspect de brides isolées, ou encore elles entourent la pupille, à la façon d'un anneau; c'est alors de la séclusion pupillaire. Si la pupille est complètement obstruée par l'exsudat, on dit qu'il y a occlusion de la pupille; ces deux états coexistent souvent sur le même œil.

Dans les iritis légères, comme l'iritis séreuse simple, les exsudats se résorbent complètement, sans laisser de trace de leur passage. Dans la plupart des cas, ainsi que cela se produit dans l'iritis plastique, les synéchies et les exsudats persistent avec une diminution de la vue, qui varie avec chaque cas particulier.

Symptômes.— L'iritis, dont l'iritis rhumatismale aiguë ou *a frigore* est le type, se caractérise par une congestion des vaisseaux péricornéens, à laquelle s'ajoute une injection conjonctivale qui envahit parfois tout le globe. L'iris s'épaissit et se décolore, les iris bleus et gris tournent au vert; les iris bruns, au contraire, deviennent jaunes. La membrane irienne est tuméfiée, congestionnée, aussi a-t-elle un aspect bombé; la pupille est rétrécie et paresseuse, parfois immobile.

Les symptômes dominants sont des douleurs souvent violentes; douleurs spontanées ou qui apparaissent seulement soit pendant les mouvements du globe, ou à la pression. Elles s'irradient dans le front, la tempe, quelquefois dans la mâchoire et augmentent pendant la nuit.

A ces symptômes s'ajoutent une photophobie plus ou moins intense et du larmoiement, en sorte que si on écarte les paupières les larmes s'écoulent sur la joue. Le malade se plaint de voir brouillé, ce qui s'explique par la présence dans l'humeur aqueuse et sur la capsule d'exsudats pathologiques.

L'examen à l'éclairage oblique révèle un changement de couleur de la pupille, qui est grise au lieu d'être noire. Quelques jours après le début de la maladie, on peut trouver déjà des adhérences entre l'iris et la capsule.

La déformation et l'irrégularité de la pupille suffisent à poser le diagnostic. En cas de doute, on dilate la pupille au moyen d'un mydriatique, cocaïne à 4/100, l'iris demeure fixé à la capsule dans les points adhérents.

Dans l'irido-cyclite confirmée, on peut quelquefois apercevoir, à l'examen ophtalmoscopique, des exsudats sous forme de flocons mobiles dans le corps vitré.

Marche. — La durée de l'iritis aiguë typique est d'environ trois semaines, avec des alternatives de mieux et de pire, les récidives sont fréquentes. Après un mois ou six semaines, elle entre dans la phase chronique.

Les cas bénins se terminent par une résorption

complète des exsudats, mais le plus souvent l'iritis laisse à sa suite, à divers degrés, une diminution de la vue. Les complications les plus fréquentes sont les synéchies, l'occlusion, la séclusion pupillaire.

Le froid en est certainement une des causes les plus fréquentes, puis viennent la syphilis, la lèpre, la tuberculose. Enfin, toutes les intoxications endogènes ou exogènes sont aptes à produire sur l'iris, comme sur toute autre membrane de l'œil, une localisation morbide.

a) L'*iritis syphilitique* affecte de préférence la forme plastique avec synéchies multiples, on trouve aussi parfois de petits condylomes ou des petites gommes.

Elle a une marche lente.

b) L'*iritis tuberculeuse*, comme la variété précédente, prend la forme plastique; elle s'accompagne de synéchies nombreuses et on constate parfois sur la face antérieure de l'iris des petits tubercules de volume variable.

J'ai vu une malade en pleine évolution tuberculeuse, avec de grosses cavernes, qui présentait à l'œil droit une iritis plastique, avec synéchies multiples et résistantes permettant toutefois une vision suffisante. L'œil gauche était devenu phtisique par suite d'irido-cyclite ancienne, la vision était nulle. Il y a quelques mois cet œil gauche était porteur de deux petits tubercules jaunes situés dans la moitié inférieure de l'iris, près du bord pupillaire; ils s'abcédèrent et disparurent six semaines après leur apparition.

c) L'*iritis rhumatismale* est le type de l'iritis aiguë; c'est la forme la plus fréquente. Elle affecte la forme bénigne ou la forme grave; l'iritis *a frigore* est une forme bénigne, l'iritis rhumatismale avec fièvre, douleurs intenses, insomnie, inappétence, mauvais état général, est une forme grave. L'iritis rhumatismale grave peut alterner avec une autre manifestation rhumatismale, oculaire, viscérale, ou articulaire, ou elle peut la remplacer; mais il n'est pas rare qu'elle soit l'unique manifestation du rhumatisme.

J'ai vu une malade manifestement rhumatisante, qui présenta pendant plusieurs années consécutives et chaque hiver, outre des douleurs articulaires, des localisations oculaires. La première année, elle fit une névrite de l'œil droit, et l'année suivante de l'iritis à gauche; l'année d'après, une nouvelle crise d'irido-choroïdite à gauche. La troisième et la quatrième année, elle fit de l'iritis à droite. Les localisations oculaires étaient constamment liées à des manifestations rhumatismales articulaires; les genoux sont atteints d'arthrite déformante et, actuellement, la malade est presque impotente et ne sort plus guère de chez elle.

d) L'*iritis traumatique*, comme son nom l'indique, est liée aux traumatismes du globe oculaire, aux plaies perforantes. Elle affecte souvent la forme d'une irido-choroïdite et se termine par phtisie du globe et ophtalmie sympathique.

Traitement. — L'iritis est une affection contre laquelle on peut lutter très efficacement, et si on évite, grâce à une médication appropriée, la formation de synéchies, ou une obstruction de la pupille, on aura rendu un grand service au malade.

a) *Forme aiguë.* — Contre la forme aiguë qui est la plus fréquente, et dont l'iritis rhumatismale est le type, on prescrira d'abord le repos dans une demi-obscurité et le port de verres fumés ou jaunes *Fieuzal* nº 2.

Si l'œil, ce qui est fréquent, est larmoyant, photophobe, douloureux, le bandeau occlusif joue un rôle calmant. S'il y a de la congestion avec rougeur intense du globe, on mettra six sangsues à la tempe, ou encore un vésicatoire de 8/8, soit dans le dos, soit sur le bras. Tous les jours, puis tous les deux jours, on fera prendre un bain de pieds sinapisé avec 150 grammes de farine, pour un bain. On instituera un régime doux, avec du lait, des purées, des fruits, des potages aux pâtes, avec suppression de tous les excitants alimentaires ou autres.

On appliquera en même temps des compresses très chaudes, sèches ou humides, suivant que le malade se trouvera mieux des unes ou des autres, trois fois par jour, pendant un quart d'heure; elles seront renouvelées dès que froides.

On évitera le froid et l'humidité sous toutes ses formes. Comme médication locale, on emploiera d'abord les mydriatiques : atropine et cocaïne;

l'atropine est antiphlogistique en même temps qu'elle éloigne le bord pupillaire de la capsule.

Sulfate neutre d'atropine..... 0 gr. 05
Eau distillée.............. 10 gr.

On mettra III gouttes le matin, une fois ou deux fois par jour si la pupille est immobile; dès que la dilatation est obtenue, III gouttes tous les deux ou trois jours sont suffisantes.

On alternera l'atropine avec la cocaïne qui est mydriatique et analgésique :

Chlorhydrate de cocaïne..... 0 gr. 30
Eau distillée.............. 10 gr.

On en mettra V gouttes matin et soir, pendant quelques jours, puis une fois par jour seulement.

On obtient de bons résultats avec la dionine, qui est sédative et analgésique; mais, à cause du chémosis intense que produisent les solutions fortes, il est préférable d'employer les titres faibles; on prescrira :

Dionine........ 0 gr. 20 à 0 gr. 30
Eau distillée.............. 10 gr.

dont on mettra V gouttes une ou deux fois par jour.

J'emploie avec avantage le bromhydrate acide de codéine ou broméine, également analgésique et lymphagogue. Aux mêmes doses elle provoque moins de chémosis que la dionine :

Broméine...... 0 gr. 20 à 0 gr. 30
Eau distillée.............. 10 gr.

dont on mettra V gouttes, une fois ou deux fois par jour.

L'ésérine est un médicament vasculaire très utile, à la période de déclin; il ramène la pupille dilatée par les mydriatiques, à des dimensions normales :

Sulfate neutre d'ésérine.	0 gr. 05
Eau distillée.	10 gr.

dont on mettra III gouttes une fois par jour, puis tous les deux ou trois jours.

Si le malade se plaint de douleurs périorbitaires et temporales, on prescrira la pommade suivante, avec laquelle on fera des frictions sur les régions douloureuses :

Collargol.	15 gr.
Extrait d'opium.	} ââ 3 gr.
— de belladone.	
— de valériane.	
Lanoline.	50 gr.

On donnera aussi, comme calmant, à l'intérieur :

Sulfate ou bromhydrate de quinine.	} ââ 0 gr. 30
Antipyrine.	

pour un cachet, deux à quatre par jour.

S'il y a en même temps d'autres manifestations rhumatismales, on prescrira :

Aspirine.	} ââ 0 gr. 25
Carbonate ou benzoate de lithine.	

pour un cachet, deux par jour, n° 20.

A prendre avec un demi-verre d'eau ordinaire ou d'eau de Vichy.

S'il y a de la fièvre, on prescrira :

Aspirine.	āā 0 gr. 30
Sulfate de quinine.	

pour un cachet, deux par jour, à avaler avec un demi-verre d'eau, nº 10.

Si le malade se plaint d'insomnie, on donnera :

Chloral.	3 gr.
Bromure de potassium.	2 gr.
Eau distillée.	100 gr.
Sirop E. O. A.	50 gr.

qu'il prendra d'heure en heure par cuillerées.

En cas de constipation, on donnera un verre le matin d'eau de Châtel-Guyon ou de Montmirail, pendant trois jours de suite. Cette médication dérivative et décongestive est surtout utile dans la forme bruyante et douloureuse de l'iritis rhumatismale.

b) *Forme torpide.* — Si le médecin se trouve en présence d'une iritis à forme lente, torpide, qui soit consécutive à la syphilis, à la tuberculose, ou à toute autre infection endogène, la médication changera avec la cause de la maladie.

Dans les cas de syphilis on donnera le mercure, soit sous forme de frictions faites le soir avec 4 grammes d'onguent napolitain, soit sous forme d'injections de benzoate, à la dose de 0 gr. 02 par injection, ou encore de sirop de Gibert une cuillerée à soupe par jour; la médication sera suivie pendant dix jours par mois; pendant trois mois et repos. Dans les cas invétérés, on alternera l'emploi de l'iodure à la dose de 1 à 2 grammes par jour, avec celui du mercure.

Dans les formes d'iritis torpide, de cause inconnue, on donnera le mercure à faible dose :

Calomel.	0 gr. 05
Poudre de rhubarbe.	0 gr. 20

pour une pilule par jour, n° 20, ou encore on donnera 50 centigrammes d'iodure par jour :

Iodure de sodium.	3 gr.
Eau distillée.	25 gr.
Sirop E. O. A.	200 gr.

Chaque cuillerée contient environ 25 centigrammes.

S'il y a des raisons de croire à une intoxication, on donnera les alcalins sous forme d'eau de Vichy ou de Vals, ou, suivant le cas, les eaux laxatives de Montmirail, de Janös, à la dose d'un verre le matin à jeun, pendant trois jours de suite.

On activera aussi les fonctions éliminatrices des reins, au moyen du lait, des tisanes diurétiques, de chiendent, de queues de cerises, à la dose d'un litre par jour.

Dans les iritis liées à la tuberculose, à l'anémie, à la scrofule, on s'adressera à la médication reconstituante, on prescrira : la suralimentation, le grand air, l'huile de foie de morue, les vins toniques, le jus de viande, les cacodylates, l'arsenic, les glycérophosphates, la lécithine (1).

OPHTALMIE SYMPATHIQUE

Lorsqu'un œil est atteint d'irido-cyclite traumatique, et qu'une irido-cyclite se développe dans l'autre œil, on dit qu'il y a ophtalmie sympathique; le premier œil est dit œil sympathisant, le second, œil sympathisé.

Au début, il y a simplement du larmoiement, de la photophobie, des douleurs, puis, à mesure que la maladie s'aggrave, l'œil s'injecte, la cornée se trouble, il se forme des synéchies, des flocons du corps vitré, de la congestion de la papille et de la rétine. Les phénomènes rétrocèdent si on enlève l'œil sympathisant, mais s'ils s'aggravent la vision se perd complètement.

Lorsque le congénère d'un œil blessé est malade, il ne faut pas toutefois trop se hâter d'énucléer ce dernier sans raisons plausibles, surtout lorsque le corps vulnérant n'est pas dans l'œil. Le congénère d'un œil blessé peut être atteint de conjonctivite ou de kératite guérissable sans que l'œil blessé y soit pour rien. L'énucléation n'est pas sans inconvénient et il est arrivé fréquemment que des malades ayant

(1) Voir p. 88.

refusé l'énucléation d'un œil blessé, aucun accident n'est par la suite arrivé au congénère que l'on croyait menacé.

Il ne faut donc pas trop se hâter, lorsque l'œil a conservé à peu près sa forme et son volume, de faire une énucléation qui dans la classe ouvrière est une question vitale.

L'exentération, opération facile et bénigne, sera préférée à l'énucléation; mon regretté maître, le Professeur Panas, même en cas d'œil staphylomateux, difforme, faisait la staphylectomie et non l'énucléation. L'exentération a l'avantage de laisser un moignon volumineux, mobile dans tous les sens, sur lequel on peut adapter une coque oculaire qui donnera une illusion complète.

CHOROÏDITES

D'une façon générale, la choroïdite est l'inflammation de la membrane choroïdienne. Elle affecte le plus souvent la forme parenchymateuse; celle-ci se subdivise elle-même, suivant son aspect, en choroïdite diffuse et en choroïdite disséminée. Enfin, suivant la durée de leur évolution, les choroïdites sont aiguës ou chroniques.

Symptômes. — Ce sont les troubles de la vue qui éveillent l'attention du malade; ils consistent en un brouillard, ou un voile plus ou moins épais qui masque les objets.

Si la choroïdite affecte la forme dite maculaire, le trouble visuel se manifeste alors par une tache noire centrale siégeant au point de fixation. Cette tache noire se déplace, avec les mouvements de l'œil. Si les taches de choroïdite sont multiples et disséminées, le brouillard s'étend, il y a de la métamorphopsie, c'est-à-dire de la déformation des objets qui semblent incomplets, ou coupés en deux; quelques malades ont de l'héméralopie.

Au début de la maladie, l'examen ophtalmoscopique révèle, soit sur la macula, si c'est une choroïdite maculaire, soit en d'autres points, si c'est une choroïdite disséminée, la présence de taches jaune clair de forme arrondie ou ovalaire et de grosseur variable; parfois elles sont de toute petite dimension. Ce foyer inflammatoire est remplacé par une plaque atrophique, de couleur blanche ou nacrée, souvent entourée de pigment noir, irrégulièrement disposé. Ce pigment peut faire défaut, ou encore, au lieu d'encadrer les taches atrophiques, il s'amasse en placards noirs, charbonneux, qui atteignent parfois des dimensions énormes. Il n'est pas rare de trouver dans la région maculaire, ou autour de la papille, de petites hémorragies; les taches atrophiques présentent parfois, à leur centre, des îlots de pigment noir.

En d'autres points, on note la présence de taches

grisailles qui dénotent des altérations pigmentaires, en voie d'évolution; elles alternent parfois avec les taches jaunes de la période aiguë. Dans la choroïdite aiguë l'œil est douloureux à la pression.

La chorio-rétinite syphilitique se complique, assez souvent, de flocons du corps vitré qui ont l'aspect de fines poussières, mais avec les progrès de la maladie, on peut trouver de gros flocons.

La chorio-rétinite myopique qui affecte souvent la forme maculaire et la forme disséminée en même temps, se complique aussi de flocons du corps vitré qui affectent parfois l'aspect de véritables membranes.

En dehors de la syphilis et de la myopie, les causes les plus fréquentes de la choroïdite sont le rhumatisme et la tuberculose. La chorio-rétinite rhumatismale est de toutes les formes la plus fréquente; je l'ai rencontrée chez des sujets (blanchisseuses, puisatiers) chez lesquels on ne pouvait, comme origine, incriminer que l'impression du froid, sous forme continue.

Si elle coïncide avec une maladie cutanée, elle reconnaît la même cause. Toutes les toxines endogènes ou exogènes peuvent déterminer, à la fois, des altérations choroïdiennes et des altérations cutanées; il y a en des points différents, localisation des toxines apportées par le torrent circulatoire.

J'ai vu une dame atteinte d'un eczéma suintant chronique des mains et des jambes qui avait eu en même temps des poussées de choroïdite; les troubles de la vue s'aggravaient, lorsque l'eczéma s'atténuait. Un autre malade avait une choroïdite disséminée, à grandes plaques atrophiques et pigmentaires, en même temps que du psoriasis au tronc et au bras.

La marche de toutes les formes de choroïdite est lente, de nouveaux foyers s'ajoutent aux précédents. Le pronostic est grave; dans la forme maculaire, le malade perd complètement la vision centrale.

La choroïdite parenchymateuse qui vient d'être décrite n'est pas suppurative; la choroïdite purulente aboutit à la panophtalmie.

Traitement. — Le traitement varie suivant qu'on se trouve en présence de la période aiguë avec douleurs à la pression du globe, ou que la maladie est entrée dans la phase chronique. A la période aiguë, on usera du traitement des phlogoses en général. On appliquera trois fois par jour des compresses chaudes pendant un quart d'heure, on donnera des purgatifs, des dérivatifs, un régime. On prescrira un verre d'eau minérale purgative le matin, pendant trois jours de suite, avec un bain de pieds sinapisé; le soir on donnera :

Iodure de sodium.	ãã 2 gr.
— de potassium.	
Eau distillée.	25 gr.
Sirop E. O. A.	125 gr.

une ou deux cuillerées à soupe par jour.

On peut donner encore l'iodalose Galbrun, XV gouttes avant chaque repas. Si on a lieu de penser que le sujet est en puissance de rhumatisme, on donnera, pendant dix ou quinze jours par mois pendans trois mois :

Benzoate de lithine.	ââ 0 gr. 25
Aspirine.	

pour un cachet, deux par jour, n° 30.

Ou encore :

Salicylate de lithine.	ââ 0 gr. 25
Aspirine.	

pour un cachet, deux par jour, n° 30.

Si on a des raisons de penser que le sujet est syphilitique, on emploiera soit le sirop de Gibert à la dose de une à deux cuillerées par jour, soit les frictions, soit le benzoate de mercure en injections hypodermiques (1).

Si l'affection est liée à une dermatose et qu'il y ait lieu de penser à une intoxication endogène ou exogène, on joindra aux purgatifs et aux dérivatifs, les diurétiques : la tisane de chiendent, de queues de cerises, 1 demi-litre par jour, ou le lait qui opèrent un véritable lavage du sang et aident à l'élimination des toxines. On prescrira les alcalins sous forme d'eau de Vichy, de Vals aux repas, enfin le régime lacto-végétarien pendant un mois, avec un mois de repos.

(1) Voir p. 74.

Quelle que soit l'origine de la choroïdite, rhumatisme, syphilis, intoxication, lorsque la phase aiguë est terminée, que les plaques d'atrophie choroïdienne font leur apparition, on met le malade à une médication reconstituante. Les sujets syphilitiques qui voient, et cela n'est pas rare, malgré les cures mercurielles, leur vue baisser, seront soumis de même aux reconstituants : glycérophosphates, arsenicaux, lécithine, suralimentation (1).

On peut prescrire :

Glycérophosphate de chaux. . .			
— de potasse. .	}	ââ	2 gr.
— de magnésie.			
Eau distillée.	}	ââ	125 gr.
Sirop E.O.A.			

Chaque cuillerée à soupe contient 50 centigrammes de glycérophosphate : deux par jour.

Panophtalmie. — La panophtalmie, c'est le phlegmon de l'œil; le pus envahit tout le globe oculaire, puis la cornée se perfore et l'œil se vide. Les parties environnantes sont gonflées, les paupières sont tuméfiées, il y a un chémosis péri-cornéen et conjonctival parfois considérable; l'œil est exophtalme, l'iris décoloré, la vision nulle et le malade souffre beaucoup. Il y a de la fièvre, de l'insomnie, parfois des vomissements.

(1) Voir p. 84.

L'affection est unilatérale; après quelques semaines, les phénomènes s'amendent, l'œil devient mou, il s'atrophie et se réduit à l'état de moignon: c'est la phtisie du globe. Cette affection est consécutive aux perforations de la cornée de toute nature : opérations de cataracte, blessures, ulcères perforants de la cornée; ou encore elle est le résultat d'une infection endogène, comme la fièvre typhoïde, la variole, la méningite cérébro-spinale, une affection utérine (1) avec formation d'un foyer purulent, ou d'une propagation à l'œil d'une inflammation de voisinage.

Traitement. — On emploiera le froid sous forme de compresses fréquemment renouvelées; contre les douleurs, on donnera les anesthésiques, la cocaïne, la stovaïne; contre l'insomnie, les hypnotiques; le malade sera mis au lit, dans l'obscurité, avec un pansement occlusif et soumis à un régime doux.

GLAUCOME

Le glaucome est une affection du globe qui se caractérise surtout par l'augmentation de la pression intra-oculaire. Il est primitif ou secondaire, suivant qu'il constitue toute la maladie, ou qu'il est lié à une autre affection, une tumeur de l'œil par exemple.

(1) TERRIEN, *Précis d'Ophtalmologie*, p. 293.

C'est une affection fréquente et grave, consécutive à un trouble de la circulation et de la nutrition du globe oculaire. L'apparition chez les vieillards d'un brouillard, qui se montre par intervalles, doit attirer l'attention de ce côté. On distingue plusieurs variétés de glaucome primitif : le glaucome inflammatoire aigu, le glaucome chronique, le glaucome chronique simple.

a) Le *glaucome inflammatoire* est précédé d'une ou plusieurs crises prodromiques, pendant lesquelles le malade aperçoit du brouillard, de la fumée; puis il survient une véritable attaque. Mais il n'en est pas toujours ainsi et il peut se faire que l'attaque se produise d'emblée et sans prodrome. Comme son nom l'indique, le glaucome inflammatoire s'accompagne de tous les symptômes d'une forte congestion; la conjonctive est rouge, la cornée infiltrée, la pupille est large, de couleur verdâtre; l'œil est dur. Le malade est fébrile, agité, il ressent dans tout le domaine du trijumeau, l'œil, les oreilles, les dents, des douleurs violentes qui entraînent l'insomnie; la vision baisse rapidement et en quelques jours elle peut être complètement abolie; presque toujours, il y a de la photophobie et du larmoiement.

C'est à cette forme aiguë, congestive, fébrile, survenant d'emblée, sans prodrome, au commencement de l'hiver, chez les sujets rhumatisants, que j'ai donné le nom de glaucome rhumatismal. Il survient en effet fréquemment chez les personnes âgées, au début ou pendant l'hiver, à l'occasion d'un refroidissement subit. J'ai vu deux vieillards atteints de cette variété de glaucome; l'un était âgé de 50 ans, l'autre de 65 ans; le premier perdit la vue en huit jours, l'autre en treize jours, avec des douleurs intolérables dans tout le domaine du trijumeau.

b) *Glaucome chronique.* — Le glaucome chronique se différencie des autres formes par la durée de son évolution; les attaques prodromiques peuvent être très longues. A intervalles qui varient avec chaque sujet, le malade constate que sa vue se brouille pendant plusieurs heures par jour; c'est là le signe caractéristique du glaucome au début. La cornée se trouble, le malade aperçoit des cercles colorés autour des flammes, la tension augmente légèrement, puis tout s'arrange.

D'abord les attaques sont rares, ne survenant qu'une ou deux fois par mois, puis elles sont plus fréquentes et se reproduisent sous une influence quelconque : insomnie, émotion, repas copieux. Dans l'intervalle des attaques l'acuité visuelle peut no[illegible]ment se relever; mais à mesure que les crises d[illegible]t plus fréquentes, l'œil prend l'aspect gl[illegible]eux, il devient dur, la pupille est large, grise ou verdâtre, la cornée est trouble, le globe légèrement injecté. La tension intra-oculaire et l'excavation de la papille visible seulement à l'ophtalmoscope, ainsi que l'abaissement de la vue deviennent dès lors permanentes. Dans cette forme chronique de glaucome, les deux yeux sont pris successivement.

La forme inflammatoire aiguë et la forme chronique aboutissent, l'une et l'autre, au glaucome absolu. La cécité est alors complète; la sclérotique prend une teinte ardoisée, le globe est sillonné de filets sanguins, la chambre antérieure est effacée, la pupille est large, verdâtre, d'où le nom de glaucome donné à cette maladie. Enfin, l'œil est très dur et à l'ophtalmoscope on constate un des symptômes primordiaux de cette affection : c'est l'excavation de la papille; dans les cas très anciens le globe devient irrégulier, bosselé.

Le glaucome absolu peut donner lieu, par suite d'une énorme hypertension, à des hémorragies intraoculaires : on a alors le glaucome hémorragique.

c) *Glaucome chronique simple.* — Le glaucome chronique simple ne se révèle, la plupart du temps, par aucun signe visible; il n'y a pas d'hypertension et, à l'inspection, l'œil semble normal.

Le diagnostic ne peut être établi que par l'examen de la papille, qui est excavée, et par l'abaissement constant de la vue, qui se produit de la façon spéciale qui caractérise les accès de glaucome.

A intervalles variables et pendant quelques heures, un brouillard masque les objets; la crise passée, la vue se relève; mais après plusieurs accès elle reste un peu inférieure à ce qu'elle était avant le début de la maladie. Parfois la pupille est un peu plus dilatée et les vaisseaux épiscléraux un peu plus rouges que normalement, mais ce sont là des symptômes qui ne sont pas constants.

Habituellement le glaucome chronique simple attaque les deux yeux; son évolution est aussi très lente.

Hydrophtalmie.

C'est un véritable glaucome de l'enfance; l'œil est en effet très dur, il est de plus très volumineux, d'où le nom de buphtalmie qu'on lui a encore donné. La sclérotique est mince, la cornée est bombée, la chambre antérieure profonde, l'iris tremblant, la papille excavée. C'est une affection très grave qui aboutit souvent à la cécité; toutefois le processus pathologique s'arrête dans certains cas; elle est généralement congénitale et héréditaire. La réfraction de l'œil hydrophtalme est généralement myopique (1).

Excavation de la papille. — Lorsque, dans un œil glaucomateux, la tension oculaire s'est établie en permanence, sous l'influence de la pression, le tissu nerveux de la papille cède, et on a l'aspect de l'excavation papillaire. On reconnait, à l'examen ophtalmoscopique, une papille excavée, à la dépression dont elle est le siège et surtout au coude que forment les vaisseaux sur les bords de cette dépression.

Tension oculaire. — Pour se rendre compte si un œil est plus dur que normalement, il faut procéder de

(1) TERRIEN, *Précis d'Ophtalmologie*, p. 322.

la façon suivante : les trois derniers doigts sont appuyés sur le rebord orbitaire et, tandis qu'au moyen de l'index de la main gauche, on déprime le globe, en appuyant légèrement avec l'index de la main droite on en refoule le contenu et on obtient ainsi une fluctuation manifeste dans les yeux normaux. Cette sensation de fluctuation s'affaiblit dans les yeux glaucomateux, au point de disparaître complètement dans les glaucomes confirmés. Dans les vieux glaucomes absolus, l'œil est aussi dur que de la pierre.

Traitement. — Le traitement du glaucome varie avec la forme qu'il affecte.

a) *Glaucome chronique.* — Dès le début des accès prodromiques, il faut employer les myotiques et ceux-ci doivent être continués pendant longtemps. Si la maladie est à ses débuts, souvent après quelques jours, une ou deux semaines suivant le cas, la tension redevient normale et on peut alors, soit espacer, soit même suspendre l'usage des myotiques. Mais les crises fugaces et passagères d'hypertonie se reproduisent le plus souvent; elles sont de plus en plus longues et intenses, si bien qu'il faut penser à une opération.

On se sert, comme myotique, de l'ésérine en collyre à 1/200, dont on met II gouttes, deux fois par jour, pendant quelques jours.

Sulfate neutre d'ésérine......	0 gr. 05
Eau distillée	10 gr.

Si l'ésérine, après un usage de quelques jours, détermine des douleurs ou de l'insomnie, on prescrit la pilocarpine :

Chlorhydrate de pilocarpine. . .	0 gr. 05
Eau distillée.	10 gr.

Dès que le tonus est meilleur, on ne fait plus qu'une instillation par jour, puis tous les deux ou trois jours, de ces myotiques.

Si le glaucome est douloureux, Darier recommande la dionine, à cause de ses propriétés analgésiques et lymphagogues. Comme les solutions fortes déterminent un chémosis parfois intense, gênant et alarmant pour le malade, il est préférable de s'en tenir aux solutions faibles à 1/100 et 2/100, ou encore, on remplacera la dionine par la broméine aux mêmes doses :

Dionine.	0 gr. 10
Eau distillée.	10 gr.

Ou encore :

Broméine.	0 gr. 10
Eau distillée.	10 gr.

Dont on mettra III gouttes, deux fois par jour, pendant quelques jours, puis tous les deux jours. On peut encore employer le mélange :

Pilocarpine.	0 gr. 05
Broméine.	0 gr. 10
Eau distillée.	10 gr.

Dont on met III gouttes, deux fois par jour, pendant quelques jours, puis une fois par jour. On peut également alterner l'emploi de l'ésérine et de la broméine, soit dans la même journée, soit un jour de chaque, si le malade s'en trouve bien.

Lorsque le brouillard et la pression augmentent d'une façon invariable, malgré l'emploi des myotiques, il faut alors intervenir, si cela n'est pas déjà fait. D'une façon générale, en effet, dès que la tension s'installe d'une façon continue, il faut s'efforcer, ce qui n'est pas toujours chose aisée, de faire accepter au malade une opération. On a le choix entre les divers procédés opératoires : paracentèse, sclérotomie de de Wecker, iridectomie, sclérectomie de Lagrange, trépanation d'Elliot.

b) *Glaucome inflammatoire.* — La première de toutes les indications, en attendant de décider le malade à l'opération, est de calmer l'état irritatif et de diminuer la congestion. C'est dans ce but qu'on prescrira le repos à la chambre obscure, afin de soustraire l'œil à l'action irritante de la lumière; au besoin, on mettra un bandeau occlusif. Contre la congestion, on ordonnera une nourriture légère, non excitante, un pédiluve tous les soirs, un verre d'eau de Montmirail ou de Janos le matin, pendant quelques jours. Contre les douleurs locales, on fera des applications de compresses chaudes, trois fois par jour, à l'infusion de feuilles de laitue, de feuilles d'oranger ou de pavot.

On fera des frictions, le soir au coucher, dans la

région périorbitaire avec gros comme une noisette de la pommade :

Extrait d'opium.	} ââ	3 gr.
— de valériane		
Onguent gris.		5 gr.
Vaseline neutre.		50 gr.

Contre l'insomnie et les douleurs céphaliques, on prescrira :

Hydrate de chloral.	3 gr.
Bromure de potassium.	2 gr.
Sirop E. O. A.	30 gr.
Eau distillée.	100 gr.

Par cuillerées, d'heure en heure.

Comme pour la forme précédente, on aura recours localement aux myotiques et aux analgésiques suivant la même formule, et aux mêmes doses. Mais, dès que la tension s'installe, d'une façon constante, il faut aviser le malade de la nécessité d'une intervention. Si l'œil est très douloureux, on fera l'iridectomie sous chloroforme, mais si le malade, ainsi que le font souvent les personnes âgées, refuse l'anesthésie générale, on fera dès que cela sera possible des paracentèses qui peuvent être répétées à plusieurs reprises avec quinze jours d'intervalle; elles sont sédatives et hypotensives.

Lorsque le glaucome est devenu absolu, la cécité

complète, les malades ont parfois des douleurs violentes, on prescrira :

Cocaïne.	0 gr. 30
Eau distillée.	10 gr.

Dont on mettra de III à V gouttes, deux ou trois fois par jour, au moment des crises; ou encore on emploiera la stovaïne aux mêmes doses, si l'usage des anesthésiques doit être long; la stovaïne est moins toxique que la cocaïne; à mesure que les douleurs se calment on réduit le nombre des instillations.

L'énucléation sera la ressource ultime dans le cas de douleurs intolérables, qui privent le malade de nourriture et de repos.

c) *Glaucome chronique simple.* — Le glaucome chronique simple, sans tension, est de toutes les formes la plus difficile à traiter. Il ne tire pas en effet grand bénéfice de l'emploi des myotiques, ni de l'iridectomie. Ces derniers agents sont surtout utiles contre les glaucomes avec hypertension, la paracentèse semblerait convenir mieux au glaucome chronique simple.

Je suis parvenu à maintenir dans le *statu quo*, pendant plusieurs années, des malades atteints de glaucome chronique simple, ayant une vision encore suffisante, par le traitement reconstituant que j'applique à certaines atrophies du nerf optique et qui consiste dans l'usage des recorporants : glycérophosphates, cacodylate de soude, suralimentation et arsenic, suivant la méthode indiquée (1). Dans le glaucome fulminant ou suraigu, il faut intervenir d'urgence, au contraire du glaucome hémorragique pour lequel il vaut mieux s'abstenir.

D'une façon générale, après les opérations antiglaucomateuses, la paracentèse, l'iridectomie, la sclérotomie, la sclérectomie de Lagrange, la vision s'améliore, le champ visuel s'agrandit légèrement, l'hypertonie diminue. La paracentèse est indiquée dans le glaucome chronique simple et dans le glaucome inflammatoire, où l'iridectomie est très difficile à cause de l'état congestif et douloureux. L'iridectomie est très utile dans toutes les formes de glaucome à la période prodromique, lorsque la pression ne cède pas malgré l'emploi des myotiques, notamment dans le glaucome chronique au début et dans le glaucome inflammatoire, si l'état de l'œil et du malade permet l'opération.

(1) Voir p. 85.

CHAPITRE VII

OPACITÉS DU CORPS VITRÉ MALADIES DE LA RÉTINE. NÉVRITES ET ATROPHIES DES NERFS OPTIQUES

OPACITÉS DU CORPS VITRÉ

Les opacités du corps vitré résultent de causes diverses, mais les maladies des membranes voisines : les choroïdites, les rétinites, les cyclites, en sont la cause la plus fréquente. Puis viennent les traumatismes, les corps étrangers, qui donnent lieu également à la production de flocons de nature hémorragique ou inflammatoire; ces épanchements sont très souvent liés à la myopie, enfin ils se produisent spontanément, parfois sous forme récidivante, chez les vieillards athéromateux, chez les femmes pendant la ménopause, chez les jeunes gens qui ont parfois en même temps des épistaxis.

Symptômes. — Les flocons du corps vitré sont de forme et de dimensions variables, tantôt semblables à des grains de sable très fins (poussières du vitré); ils affectent d'autres fois la forme de filaments ou de petites membranes.

Le malade aperçoit dans son champ visuel des corpuscules noirs, qui se déplacent avec les mouvements de ses yeux et qui semblent voltiger devant lui, d'où le nom de mouches volantes qu'on leur a donné. Il s'en plaint plus ou moins, ce qui tient d'une part à l'état des membranes voisines et enfin à la nature des flocons. Ainsi ils gênent parfois considérablement la vision, d'autres fois ils passent inaperçus; pendant longtemps, le malade ne constate leur présence que par hasard. Des flocons lourds et rares, qui pendant la fixation tombent dans les parties déclives du globe, gênent moins la vision que des opacités fines et diffuses.

Pour voir les flocons du corps vitré avec netteté, on se sert du faible éclairage fourni par le miroir plan. Si, armé d'un verre grossissant de deux ou trois dioptries, on prie le malade de regarder alternativement et un peu vite, en haut, en bas, à droite et à gauche, on aperçoit des corpuscules noirs, ronds, allongés ou membraniformes, qui se meuvent rapidement et nagent dans le corps vitré.

La *chorio-rétinite syphilitique* donne lieu à un trouble généralisé du corps vitré, dû à la présence de corpuscules à peine perceptibles, très mobiles, et qui offrent à l'examen ophtalmoscopique l'aspect d'un tourbillon de poussière, agité par le vent (1). Il peut se faire que le corps vitré, à la suite d'une inflammation, soit organisé et se rétracte avec atrophie du globe, ou encore qu'il y ait une infiltration leucocytaire, c'est alors la panophtalmie.

Le pronostic est très variable, étant donné qu'il est lié à la cause productrice des opacités. Les opacités spontanées et récentes des jeunes sujets disparaissent complètement et rapidement. Je me souviens d'une jeune fille de 20 ans, piqueuse de chaussures à la machine, qui fut prise en travaillant, après ses repas, et successivement, d'un œil, puis quelques jours après, de l'autre œil, d'hémorragies profuses qui abolirent la vision des deux côtés complètement. Après trois mois de soins assidus, le corps vitré redevint complètement transparent et la vision normale.

Le pronostic est mauvais, lorsque les opacités sont consécutives à une cyclite, à une rétinite, à une choroïdite. C'est ainsi que les flocons anciens, qui compliquent les choroïdites myopiques, sont rebelles à tous les traitements.

Mouches volantes physiologiques. — On donne ce nom à des opacités visibles seulement pour le malade. Elles affectent la forme de disques, de chapelets, de mèches de cheveux que l'on rattache à la présence dans le corps vitré, de cellules immigrées ou encore à des corpuscules de poussière véhiculés

(1) ROHMER, p. 648, tome V, *Encyclopédie franç. d'Ophtalmologie.*

devant l'œil par les larmes. Ces mouches volantes deviennent pour les gens nerveux une véritable obsession.

Synchésis étincelant. — On appelle ainsi la présence dans le corps vitré de corpuscules dorés et scintillants, composés de fins cristaux de cholestérine. Lorsqu'on invite le malade à mouvoir son œil dans toutes les directions, ces corpuscules brillent à l'examen au miroir plan comme de l'or, d'où leur nom de synchésis étincelant qu'on leur a donné.

Traitement. — Le traitement varie suivant la cause qui a donné naissance aux opacités. Quand elles sont liées d'une façon certaine à une affection de voisinage : choroïdite, cyclite, rétinite, c'est au traitement de ces affections et à leur cause respective, qu'il faut s'adresser.

Mais dans toutes les hémorragies spontanées, chez les jeunes sujets, chez les artério-scléreux, chez les femmes pendant la ménopause, il convient d'instituer un traitement ayant pour objet de décongestionner la région céphalique et on s'adressera aux révulsifs et aux dérivatifs. Le matin, pendant trois jours de suite, toutes les quinzaines, on prendra un verre d'eau minérale purgative.

On appliquera des sangsues, cinq à dix, derrière les oreilles ou à la tempe. On donnera tous les soirs un bain de pieds sinapisé avec 125 grammes de farine de moutarde pour un bain. Les injections sous-conjonctivales de chlorure de sodium à la dose de 3/100, une demi-seringue de Pravaz tous les deux ou trois jours donnent de bons résultats. On peut se servir de toute autre seringue. On injectera un demi-centimètre cube de la solution.

J'emploie, de préférence au chlorure de sodium, l'iodure de sodium à la même dose 3/100, dont j'injecte sous la conjonctive également une demi-seringue de Pravaz. J'attends pour une nouvelle injection deux ou trois jours, que la douleur ait complètement disparu.

On fera, après l'injection, un massage direct et périorbitaire pendant dix minutes (1).

A l'intérieur, on donnera XV gouttes d'iodalose Galbrun, avant chacun des deux principaux repas, ou encore de l'iodure de sodium, à la dose de 0 gr. 50 par jour :

Iodure de sodium.	3 gr.
Sirop E.O.A.	225 gr.

Deux cuillerées à soupe par jour. Chaque cuillerée contient 0 gr. 25 d'iodure.

OBSTRUCTION DE L'ARTÈRE CENTRALE

L'obstruction de l'artère centrale se produit soit par thrombose, soit par embolie. Le malade perd brusquement et complètement la vue; cette perte

(1) Voir page 58.

subite de la vision peut être précédée d'obnubilations passagères.

Si on pratique, au moment de l'accident, l'examen ophtalmoscopique, on constate que les artères sont extrêmement minces, la rétine devient pâle et perd sa transparence; on aperçoit au niveau de la fovea une tache de couleur cerise. Les veines sont également diminuées de volume. Au bout de quelques semaines, la rétine s'atrophie, la papille devient blanche comme de la nacre, ses vaisseaux sont à peu près invisibles et ses contours sont très nets. A ce moment la cécité est définitive.

Ces embolies et ces thromboses sont l'apanage des cardiaques, chez lesquels il se forme des caillots dans le torrent circulatoire. La guérison n'est possible que dans les cas très récents, alors que la rétine a conservé sa vitalité. Les ponctions de la chambre antérieure, les toniques du cœur, le massage, qui sont des modificateurs de la pression intra-oculaire, bien que souvent inefficaces, sont les agents thérapeutiques les plus employés.

L'obstruction peut ne pas porter sur l'artère centrale elle-même, mais sur une ou plusieurs de ses branches.

DÉCOLLEMENT DE LA RÉTINE

Comme son nom l'indique, cette affection se caractérise par la séparation de la rétine et de la choroïde.

Il se produit, derrière la rétine, une accumulation plus ou moins abondante, de sérosité. Suivant que le décollement est complet ou incomplet, la vision est soit abolie, soit conservée, à des degrés variables.

Le décollement de la rétine est consécutif à des affections diverses; il complique les traumatismes du globe oculaire, les foyers de chorio-rétinites, les hémorragies du corps vitré, les tumeurs du globe, certaines rétinites, certaines infections oculaires. Il faut ne pas oublier qu'il est très fréquemment une complication de la myopie.

Cette affection qui est fréquente, demeure le plus souvent unilatérale, toujours elle implique un pronostic grave.

Symptômes. — Le décollement de la rétine n'est bien visible qu'à l'ophtalmoscope. A l'image renversée, le fond de l'œil présente un aspect bien particulier : les vaisseaux semblent coudés au point où s'est produit le décollement et ils décrivent, sur les plis de la rétine détachée, des sinuosités caractéristiques.

Les vaisseaux semblent plus foncés que normalement, et les parties décollées de la membrane forment dans l'œil un véritable relief. La rétine décollée est d'abord translucide; dans les décollements anciens elle prend une coloration grise ou opaque, et elle flotte lorsque le malade imprime des mouvements à son œil. Si le décollement n'occupe qu'une faible étendue de la rétine, il peut passer inaperçu à l'examen ophtalmoscopique si on ne prend pas la précaution de faire regarder le malade dans toutes les directions. Il est très fréquent de constater en même temps des opacités du corps vitré, de la choroïde, et plus rarement des déchirures de la rétine, des dépôts pigmentaires.

Le décollement de la rétine ne se produit pas toujours brusquement, il est assez souvent précédé de prodromes, tels que mouches volantes, flammes, étincelles; le malade constate ensuite de la métamorphopsie, ou déformation des images, les lignes droites deviennent onduleuses, les objets semblent coupés en deux, puis brusquement, une partie de son champ visuel devient obscur. Si le décollement siège à la partie inférieure de la rétine, c'est la partie supérieure des objets qui est obscure et inversement. Si la macula est atteinte, c'est la vision centrale qui est abolie.

Le décollement débute généralement par la région supérieure de la rétine, pour gagner peu à peu la partie inférieure, le liquide descend grâce à son propre poids. L'aspect général de l'œil est changé, la pupille est dilatée, la chambre antérieure profonde, la tension diminuée.

Traitement. — Le traitement du décollement de la rétine doit être avant tout prophylactique, c'est ainsi que chez les sujets fortement myopes ayant de l'hypotonie, des flocons du corps vitré, on s'empressera de supprimer complètement tout travail qui exige une fixation assidue et prolongée. On éloignera les enfants myopes des carrières nécessitant un fonctionnement constant de l'organe visuel.

Les traitements contre le décollement de la rétine sont multiples. Ils tendent tous à provoquer la résorption du liquide sous-rétinien épanché. Dans ce but, on a essayé le bandeau compressif modérément serré, avec repos au lit en position horizontale pendant des mois, les myotiques, les purgatifs, les révulsifs, les cures sudorifiques, les injections salées sous-conjonctivales, le massage, les injections iodées, l'iridectomie, l'électrolyse, les injections de corps vitré de lapin, etc.

Si ces divers moyens, employés seuls ou combinés, ne donnent pas de résultat et si l'examen du fond de l'œil fait présumer un décollement étendu, on pratiquera la ponction de la sclérotique; celle-ci sera faite naturellement à l'endroit exact où siège le décollement, endroit précisé d'avance. Le malade sera ensuite mis au lit pendant plusieurs semaines. On obtient parfois, grâce à l'emploi de ces moyens combinés ou isolés, des améliorations plus ou moins durables, mais une thérapeutique vraiment efficace contre le décollement est encore à trouver.

RÉTINITES

On donne le nom de rétinites à des modifications inflammatoires de la rétine, caractérisées par un aspect voilé de la papille, des troubles de la circulation, des altérations qui affectent la forme de taches blanches ou d'hémorragies. Lorsque la papille participe à un degré élevé à l'inflammation, on a la névro-rétinite. Les principales formes de rétinite sont : la rétinite albuminurique, la rétinite diabétique, la rétinite hémorrhagique.

RÉTINITE HÉMORRAGIQUE. — La rétinite hémorragique se caractérise par la présence de nombreuses hémorragies rétiniennes, la rétine est trouble, le fond de l'œil voilé; elle est le plus souvent liée à une affection des vaisseaux.

RÉTINITE ALBUMINURIQUE

La rétinite albuminurique est fréquente dans les néphrites, quelle que soit leur origine, syphilitique, toxique ou autre; elle est l'apanage des néphrites chroniques graves. Mais si, le plus souvent, les hémorragies et les lésions rétiniennes surviennent au cours de l'affection, elles peuvent être la première et l'unique manifestation du diabète ou de l'albuminurie. Toutes les fois donc qu'on se trouve en présence de taches blanches, ou simplement d'hémorragies de la rétine, il est indispensable d'interroger les urines, en ce qui concerne la présence du sucre et de l'albumine.

Symptômes. — L'examen ophtalmoscopique révèle la présence d'une papille à bords troubles, grisâtres; on constate aussi des hémorragies striées ou en flammèches qui s'irradient autour de la papille et le long des vaisseaux, dans les autres parties de la rétine. Des taches blanches parfois isolées, d'autres fois réunies en foyers, se rencontrent autour de la papille et de la macula. Au niveau de la macula, ces taches sont disposées en rayons, et donnent à celle ci un aspect étoilé. Ces altérations typiques, hémorragies et foyers maculaires, ne sont pas constantes, mais un seul de ces symptômes met sur la voie du diagnostic, que confirme l'analyse des urines.

Les troubles fonctionnels consistent en un abaissement de l'acuité visuelle centrale, en cas de lésions maculaires; si la macula n'est pas atteinte, la vision est peu diminuée; d'ordinaire les deux yeux sont pris en même temps ou presque.

Le pronostic, sauf pour la rétinite albuminurique gravidique, est grave, parce que la rétinite albuminurique est le signe, presque toujours, de la marche fatale de la maladie.

Traitement. — La rétinite albuminurique appartenant d'ordinaire à la période avancée de la néphrite, presque toujours lorsque le malade se présente chez l'oculiste il a déjà été soumis au traitement; au cas contraire, et si les lésions rétiniennes sont la première manifestation de la maladie, on prescrira le régime lacté, la suppression du thé, du café, de l'alcool. Si le malade ne peut pas supporter le régime lacté absolu, on le mettra au régime lacto-végétarien, ou encore au lait préparé en gâteaux, crèmes, potages, fromages frais. Les climats chauds l'hiver, les altitudes modérées pour l'été, seront également conseillés aux albuminuriques. On y ajoutera le port de lunettes fumées n° 2.

RÉTINITE DIABÉTIQUE.

Cette forme de rétinite, comme sa sœur la rétinite albuminurique, est souvent la première et la seule manifestation du diabète, d'où la nécessité, ici encore, de faire un examen des urines, lorsqu'on est en présence de taches blanches ou d'hémorragies de la rétine.

Symptômes. — A l'examen à l'ophtalmoscope, on constate la présence de petites taches blanches, brillantes, groupées près du pôle postérieur de l'œil, ou disséminées en des points divers de la rétine. Des hémorragies peu étendues alternent avec ces taches blanches.

Le malade accuse un scotome central lorsqu'il y a dégénérescence de la macula; par contre, si les hémorragies sont disséminées en dehors de la macula, l'affection peut passer inaperçue, aucun trouble visuel n'attirant l'attention du malade. Le pronostic est grave; toutefois avec la diminution de la quantité de sucre la vue est susceptible d'amélioration.

Traitement. — On prescrit d'abord le port de lunettes fumées n° 2. Le régime, pour être suivi et supporté pendant longtemps, sera mixte. D'une façon générale, il faut défendre les pâtisseries, le sucre sous toutes ses formes, les féculents, les pâtes et les fruits sucrés, raisins, figues, les confitures et les boissons sucrées. Le pain sera remplacé par le pain de gluten.

Au bout d'un temps variable avec chaque malade, on est souvent obligé d'élargir la zone des aliments permis; on peut alors donner de la croûte de pain, des pommes de terre; certains diabétiques se trouvent très bien du lait et si l'analyse des urines demeure satisfaisante, on pourra le continuer.

Les alcalins et surtout les purgatifs, qui produisent l'élimination du glucose, sont de la plus grande utilité. J'ai vu des anthrax, chez une dame de mes amies, diabétique depuis cinq ans, guérir en deux mois, alors qu'elle avait essayé sans succès beaucoup de remèdes. Quand je fus appelé à lui donner mes soins, elle était alitée et atteinte d'anthrax très volumineux, siégeant à la nuque, dans le dos, et sur les cuisses. Elle guérit en deux mois par l'emploi, trois fois par semaine, de quelques pilules d'aloès de 10 centigrammes, prises le soir au coucher; la quantité de sucre était descendue de 60 grammes à 11 grammes par litre, la malade avait alors 66 ans. J'opérai cette dame, à l'âge de 72 ans, d'une cataracte à l'œil droit, avec succès; la cicatrisation du lambeau fut rapide, la guérison très normale, la vision égale à 1/3. Elle avait encore au moment de l'extraction 9 grammes par litre.

On donnera trois fois par semaine, le soir au coucher, comme laxatif, deux à quatre des pilules suivantes :

Aloès.	0 gr. 10
Savon amygdalin.	Q. s. pour une pilule.

On peut donner également de l'eau minérale purgative.

Les alcalins seront donnés aux repas, sous forme d'eau de Vichy ou de Vals, ou sous forme de bicarbonate de soude ou de benzoate de lithine.

On emploie aussi beaucoup l'antipyrine à doses élevées, 1 à 2 grammes par jour, pendant cinq jours, associée au bicarbonate de soude :

Antipyrine.	0 gr. 50
Bicarbonate de soude.	0 gr. 75

Pour 1 cachet, 2 cachets par jour pendant cinq jours, nº 10.

Si le sujet est agité, on donnera les antinervins, le

bromure à la dose de 1 gramme par jour, ou le valérianate de quinine à la dose de 50 centigrammes.

Les malades affaiblis se trouveront bien des arsenicaux, liqueur de Fowler, cacodylate de soude ou autres reconstituants (1).

NÉVRITE OPTIQUE

La névrite optique est une altération du nerf optique, qui se caractérise par des changements dans l'aspect ophtalmoscopique de la papille. Au point de vue clinique, il n'y a qu'une névrite optique; la stase papillaire, dont on a voulu faire le symptôme de la compression par tumeur cérébrale, n'est qu'une forme de névrite et il est impossible de la différencier de toute autre névrite, avec œdème, d'origine méningitique ou autre. En effet, certaines méningites produisent des papilles saillantes, tandis que certaines tumeurs du cerveau donnent lieu à de la névrite avec œdème. A la période de régression, la névrite et la stase papillaire prennent un aspect semblable : exsudats, contours mal limités et effacés de la papille.

En ce qui concerne le point de départ du processus névritique, on peut admettre deux formes : 1° la névrite simple ou périphérique; 2° la névrite centrale ou d'origine cérébrale.

(1) Voir p. 85.

a) La *névrite simple* ou périphérique, dite encore névrite franche aiguë, intéresse le nerf optique dans la portion oculo-orbitaire, sans participation des centres nerveux; ce en quoi elle diffère de la névrite, avec ou sans œdème, d'origine cérébrale qui intéresse toujours les centres nerveux. La névrite simple périphérique est fréquente dans le cours de la grippe; elle se développe très certainement, dans certains cas, à l'occasion du froid et c'est une des nombreuses manifestations du rhumatisme oculaire. Dans ces cas, elle survient brusquement et elle est unilatérale. Toutes les intoxications endogènes ou exogènes, les maladies infectieuses : rougeole, variole, tuberculose, syphilis, sont aptes à produire cette forme de névrite.

A l'ophtalmoscope, on constate que l'aspect ordinaire de la papille a varié. Celle-ci apparaît uniformément rouge, la striation des fibres s'accentue, tellement que la papille a un aspect rayonnant; si la rétine est intéressée sur une grande étendue, on dit qu'il y a névro-rétinite. Toutefois, le fond de l'œil demeure transparent et on ne constate jamais, contrairement à la névro-rétinite cérébrale, ni œdème ni exsudats. Et dans les cas légers, tout se limite à une simple hyperhémie de la papille.

Si elle est la conséquence du froid ou du rhumatisme oculaire, on la différencie des névro-rétinites toxiques ou infectieuses parce qu'elle s'accompagne de douleur à la pression et dans les mouvements du globe, de plus le malade se plaint de douleurs faciales ou périorbitaires. La vue est trouble, la lecture impossible. Cette forme de névrite guérit, le plus souvent, en laissant un peu de décoloration de la papille, avec restitution à peu près complète de la vision. On la rencontre chez les chauffeurs d'automobiles, les mécaniciens ou les chefs de trains.

b) La *névrite cérébrale* se caractérise à l'examen ophtalmoscopique par une papille grise ou rougeâtre, voilée par les exsudats et à contours diffus; les fibres nerveuses gonflées forment parfois une saillie sur les bords de laquelle les vaisseaux se recourbent. Il arrive, dans d'autres cas, que les fibres gonflées recouvrent les vaisseaux par places, ceux-ci semblent alors coupés par tronçons. Les artères sont minces, les veines engorgées et tortueuses, les hémorragies papillaires sont fréquentes. Il faut s'en rapporter aux manifestations générales, propres aux tumeurs cérébrales et aux méningites, pour différencier un œdème inflammatoire d'un œdème par compression.

Il y a des chances pour qu'un malade atteint de névrite optique soit en puissance d'une méningite, s'il y a eu antérieurement des vomissements, de la fièvre, du délire, de la contracture de la nuque; au contraire, si une névrite est liée à des douleurs de tête violentes, à des troubles de la marche, à des convulsions épileptiformes, on pensera à une tumeur cérébrale. Il faut toutefois ne pas oublier que cer taines tumeurs cérébrales, à symptômes tapageurs, peuvent en imposer pour une méningite et inversement.

Après la période congestive commence la période post-névritique ou atrophique. Les artères deviennent grêles, la papille blanchit, ses contours demeurent indistincts et c'est sur cette confusion des contours papillaires que repose la différenciation d'une atrophie post-névritique d'avec une atrophie simple ou tabétique.

Il n'y a souvent aucun rapport entre les symptômes ophtalmoscopiques et les symptômes fonctionnels; une névrite œdémateuse marquée ne donne lieu qu'à des troubles visuels légers; aussi certains sujets ne viennent consulter que quand la névrite est déjà loin de son début. Par contre, une névrite à peine sensible donne lieu à des troubles visuels considérables; toutefois, d'une façon générale, avec les progrès de la maladie les troubles visuels augmentent et sont plus nets. Le malade se plaint alors de ne plus voir les objets qu'à travers un brouillard, qui s'épaissit peu à peu; il ne peut plus lire les petits caractères, les pièces de monnaie sont confondues et il tâtonne pour saisir les petits objets.

La vision périphérique disparait la première, tandis que la vision centrale persiste beaucoup plus longtemps; c'est pourquoi certains malades qui ne peuvent plus se conduire seuls lisent encore de près les gros caractères.

Étiologie. — Les causes les plus fréquentes des névrites optiques sont les tumeurs intra-crâniennes, abcès, néoplasmes, gommes et toutes les variétés de méningites tuberculeuse, syphilitique, infectieuse ou toxique; il faut y ajouter les tumeurs de voisinage, sinus, orbite, et enfin le froid et le rhumatisme.

Le pronostic varie essentiellement, selon qu'on est en présence d'une névrite simple aiguë ou d'une névrite d'origine cérébrale. La névrite simple périphérique guérit presque toujours, avec restitution complète ou à peu près de la vision primitive; la névrite cérébrale, au contraire, conduit le plus souvent à la cécité. Toutefois, certaines névrites cérébrales laissent des fibres nerveuses qui fonctionnent encore suffisamment pour permettre aux malades de se conduire; d'autres évoluent lentement. Dans les deux cas, l'oculiste peut retarder l'échéance fatale et c'est à cela qu'il doit s'appliquer.

Traitement. — D'une façon générale, presque toutes les névrites peuvent être considérées comme une affection congestive et inflammatoire. Le malade sera mis au repos à la chambre obscure, il portera des verres fumés, tous les moyens décongestifs, laxatifs, révulsifs, seront employés au début; à la période post-névritique, on obtiendra de bons résultats avec les iodures, les alcalins; à la période atrophique, on aura recours aux recorporants.

a) Dans la *névrite franche* aiguë ou périphérique,

dont la névrite rhumatismale est le type, on prescrira l'application de compresses très chaudes, humides, pendant un quart d'heure, trois fois par jour. On donnera un bain de pieds sinapisé tous les soirs, avec 150 grammes de farine de moutarde pour un bain et un purgatif par semaine. Le régime sera sédatif, lacto-végétarien; il comprendra des potages, des purées de féculents, des pâtes, peu de viande. On supprimera tous les excitants, le thé, le café, l'alcool, la lumière vive.

On appliquera un vésicatoire de 8/8 dans le dos ou une mouche de Milan derrière l'oreille. Si l'affection est tenace, on fera des injections sous-conjonctivales de chlorure ou d'iodure de sodium avec la solution à 3/100, à la dose d'une 1/2 seringue de 1 centimètre cube chaque fois; une injection sera faite tous les deux ou trois jours quand la douleur sera calmée. Si on suppose que la névrite est d'origine rhumatismale, on donnera :

Carbonate de lithine.	âà 0 gr. 25
Aspirine.	

Pour un cachet, 2 par jour, nº 30.

Si le malade a de la fièvre, on donnera :

Sulfate neutre de quinine. . .	âà 0 gr. 25
Aspirine.	

Pour un cachet, 2 par jour, nº 12.

Si la maladie est rebelle et stationnaire, on essayera les mydriatiques, atropine et cocaïne, aux doses ordinaires, et les lymphagogues :

Dionine ou bromêine.	0 gr. 30
Eau distillée.	10 gr.

V gouttes, une ou deux fois par jour.

b) *Névrite cérébrale.* — En présence d'une névrite cérébrale, dont la cause nous échappe, il est très utile au début de prescrire un traitement sédatif et dérivatif, en vue de diminuer la congestion papillaire; ce traitement sera analogue à celui de la névrite aiguë périphérique. Si on pense être en présence d'une névrite toxique, on ajoutera aux purgatifs les diurétiques qui opèrent un lavage du sang et sont éliminateurs des toxines.

On donnera comme boisson : 1 litre par jour de tisane de queues de cerises ou de stigmates de maïs.

On prescrira :

Aloès.	0 gr. 10
Poudre de rhubarbe.	0 gr. 15

Pour une pilule, 2 à 4 le soir au coucher, nº 30.

Les névrites consécutives à des tumeurs cérébrales, après avoir été traitées par la ponction lombaire, relèvent actuellement du domaine de la chirurgie. Toutefois, la craniectomie décompressive ne semble pas donner de résultats vraiment appréciables. Les quelques malades que j'ai eu l'occasion de voir, avant et après l'opération, n'ont pas eu leur vision améliorée.

L'opération a des risques sérieux (danger de mort, grande vulnérabilité du cerveau, exposé aux intempéries, aux traumatismes) qui semblent n'être pas suffisamment compensés par le résultat opératoire. Enfin, la difficulté de savoir, dans le cas de névrite avec œdème papillaire, si oui ou non on a affaire à une tumeur du cerveau, limitera toujours les indications de la craniectomie.

NÉVRITE RÉTRO-BULBAIRE

Symptômes. — Le plus souvent, à l'ophtalmoscope, on constate peu de chose; il est rare, en effet, que les lésions du fond de l'œil expliquent les troubles de la vue. Au début, on constate un peu d'hyperhémie de la papille, mais pas toujours; le plus souvent on est en présence d'une décoloration partielle de la papille — du côté temporal — qui gagne peu à peu la totalité.

Le malade se plaint, en même temps, que sa vue baisse d'une façon constante et journalière, la vision est meilleure le soir qu'au grand jour; c'est à ce phénomène qu'on a donné le nom de « nyctalopie ». De plus il se plaint de ne pas distinguer les couleurs, il confond très facilement le vert et le gris.

L'examen du champ visuel permet de constater la présence d'un scotome central pour le blanc et les couleurs. L'amblyopie alcoolique est le type de la névrite rétrobulbaire, mais l'usage exagéré du tabac peut donner lieu aux mêmes troubles. Chez le même individu, les deux amblyopies alcoolique et tabagique se combinent généralement. On leur a encore donné le nom d'amblyopie toxique; c'est de 40 à 50 ans qu'on les rencontre le plus souvent. L'interrogatoire du malade met sur la voie du diagnostic; d'ailleurs celui-ci a le faciès alcoolique, le visage rutilant, les paupières rouges, il a de la conjonctivite alcoolique, du tremblement et il dégage une odeur spéciale.

L'évolution de la maladie est très lente. En dehors du tabac et de l'alcool, l'amblyopie toxique est produite par le sulfure de carbone, le plomb, la quinine.

A la période où les troubles visuels et la décoloration de la papille ne sont pas trop accentués, le pronostic est bon, à la condition que le malade cesse l'usage des toxiques, tabac et alcool. Leur suppression devra se faire peu à peu, par crainte de récidive.

Traitement. — On emploiera en même temps les agents éliminateurs des toxines et les reconstituants. Dans cet ordre d'idées on s'adressera aux iodures, aux alcalins, aux diurétiques, aux purgatifs. On y ajoutera les glycérophosphates, la lécithine, le lait, les œufs, la viande rouge, l'arsenic (1).

ATROPHIE DES NERFS OPTIQUES

Tant que le malade y voit encore, le médecin doit tout tenter pour lui conserver un peu de vision. Une bonne hygiène associée à une médication reconstituante peut retarder pendant longtemps la cécité et, pour les malheureux qu'elle guette, il est encore très précieux de pouvoir se conduire et de distinguer les gros objets. On distingue deux formes d'atrophies : l'atrophie simple et l'atrophie inflammatoire.

1° L'*atrophie simple*, non inflammatoire (2), se présente avec une papille blanche ou blanc bleuâtre, à contours nettement limités; les vaisseaux sont amincis, parfois le pointillé gris de la lame criblée devient distinct et la papille est légèrement excavée. Les causes de l'atrophie simple sont les affections du système nerveux cérébro-spinal : tabès, sclérose en plaques, syringomyélie, myélites.

La plus commune de toutes les atrophies est l'atrophie tabétique qui forme, avec les paralysies musculaires, le signe d'ARGYLL ROBERTSON et l'abolition du réflexe rotulien, l'un des symptômes les plus importants du tabès.

(1) Voir p. 85.
(2) FUCHS, *Manuel d'Ophtalmologie*, p. 586.

2° L'*atrophie inflammatoire* est celle qui succède à une névrite causée par une méningite, ou une tumeur du cerveau. Cette atrophie dite névritique se distingue à l'ophtalmoscope par des symptômes particuliers : la papille affecte une teinte blanc grisâtre, les bords sont voilés, les artères minces, les veines sont engorgées et flexueuses. Puis la papille devient blanche, très nettement limitée, il peut y avoir également une excavation atrophique.

L'atrophie des nerfs optiques succède encore à des rétinites, à des intoxications par le plomb, l'alcool, aux inflammations, aux blessures, aux tumeurs de l'orbite, etc.

Les troubles de la vue apparaissent bientôt, ils consistent généralement en une diminution de la vision centrale, avec rétrécissement du champ visuel pour le banc et les couleurs, en une dyschromatopsie gênante.

La marche de la maladie est très variable, une certaine vision peut persister pendant des années ; chez les uns, c'est la vision centrale qui est prise ; chez les autres, c'est la vision périphérique. Tandis que certains malades ne peuvent plus lire, et se conduisent seuls, au contraire, d'autres qui lisent de près les gros caractères ne peuvent plus se conduire. La phase stationnaire peut durer longtemps, et toutes les atrophies, quelle que soit leur origine, retirent un grand bénéfice des reconstituants, de l'hygiène, des toniques.

Et il importe, quand on est en présence d'une atrophie dont la nature est inconnue, de ne pas donner inopportunément du mercure au malade pour une syphilis soi-disant ignorée, et qui n'a jamais existé. Le mercure qui est un altérant énergique, à doses massives, est contraire aux atrophies, même aux atrophies tabétiques, et il est fréquent de voir la marche des atrophies s'accélérer sous l'influence des cures mercurielles intensives.

Si on remplace le mercure par une médication reconstituante, presque toujours la vision, au contraire, demeure dans le *statu quo*. Je puis citer le cas d'un porteur aux Halles, ancien alcoolique, atteint d'un tabès, qui fut considéré comme syphilitique et pour lequel il fut soumis à un traitement mercuriel par les injections d'huile grise et par les frictions. Après chaque cure le malade voyait sa vision diminuer, c'est ce qui me donna l'occasion de le soigner. Je constituai un traitement reconstituant comprenant la suralimentation, le jus de viande, la lécithine, les glycérophosphates, l'huile de foie de morue, et j'ai la satisfaction de voir que le malade conserve assez de vision pour se conduire seul dans son quartier depuis cinq ans.

Un pharmacien de province atteint d'atrophie double, d'origine indéterminée et dont la vision baissait peu à peu, fut soumis à une médication mercurielle intensive consistant en injections intra-musculaires de biiodure de mercure et en sirop de Gibert, administrés pendant dix-huit mois.

Comme sa vue baissait de plus en plus, et que le malade ne retirait aucun bénéfice de la médication mercurielle, il la suspendit de lui-même.

J'ai eu depuis l'occasion de lui conseiller les glycérophosphates, l'huile de foie de morue, le jus de viande, le cacodylate de soude, et depuis deux ans qu'il se traite de cette façon il est dans un état stationnaire; il voit toujours assez pour distinguer les personnes, les voitures et il se conduit dans sa petite localité.

Lorsque la syphilis est hypothétique, en ce qui concerne l'origine des atrophies du nerf optique, il faut s'abstenir de mercure si on veut conserver au malade la vision qui lui reste.

Traitement. — Les reconstituants seront donnés sous forme de glycérophosphates granulés ou préparés suivant la formule :

Glycérophosphate de chaux...	} âà	2 gr.
— de potasse..		
— de magnésie.		
Sirop simple.............		225 gr.

Deux cuillerées à soupe par jour, pendant quinze jours par mois, pendant trois mois.

Ou encore :

Lécithine...............	0 gr. 10
Extrait de quinquina.......	0 gr. 15

Pour une pilule, 2 à 3 par jour, pendant vingt jours, n° 60.

A la période post-névritique, les atrophies, au début, bénéficient de l'association des résolutifs, sous forme d'iodures, et des reconstituants.

Iodure de potassium.	} ââ	5 gr.
Iodure de sodium.		
Eau distillée.		100 gr.
Sirop E. O. A.		300 gr.

Chaque cuillerée contient 0 gr. 50 d'iodure; on donnera une ou deux cuillerées à soupe par jour, suivant la tolérance, pendant dix jours par mois, ou encore : une ou deux cuillerées à soupe par jour du sirop d'iodure de fer du Codex.

Les autres vingt jours, on donnera soit de l'huile de foie de morue, soit 150 grammes de jus de viande dans du potage, au repas du soir. On peut encore donner comme reconstituant une cuillerée à soupe par jour de la solution :

Cacodylate de soude		0 gr. 50
Eau distillée.	} ââ	100 gr.
Sirop E. O. A.		

pendant dix jours par mois, pendant trois mois. On peut donner aussi l'arsenic sous forme de liqueur de Fowler, pendant quinze jours par mois. On commence par V gouttes par jour et on augmente jusqu'à XV gouttes progressivement.

La strychnine est un bon stimulant, elle est très réputée contre les atrophies du nerf optique. On peut l'employer en injections hypodermiques, à la fesse ou au bras, à la dose de 2 à 4 milligr. par jour suivant la formule :

Sulfate neutre de strychnine... 0 gr. 06
Eau distillée stérilisée...... 30 gr.

qui renferme 2 milligrammes par centimètre cube dont on injecte un, puis deux centimètres cubes par jour. Ou encore en injections à la tempe, suivant la même formule, dont on injecte un demi-centimètre cube à chaque tempe.

Les malades seront soumis pendant un mois à la suralimentation de la façon suivante :

1 litre de lait par jour pendant une semaine; 125 grammes de viande rouge, hachée, ou 150 grammes de jus de viande, le soir dans le potage, pendant une semaine; deux œufs par jour pendant une semaine. Ces aliments seront donnés en plus des repas et dans leur intervalle.

Dans les atrophies d'origine toxique, alcool, plomb, sulfure de carbone, la première de toutes les indications est de supprimer le poison, de l'éliminer ensuite. C'est aux purgatifs, aux diurétiques qu'on aura recours en même temps qu'aux médicaments reconstituants. On prescrira les purgatifs salins, sous forme d'eau purgative de Montmirail, de Châtel-Guyon, à la dose d'un verre le matin à jeun, pendant trois jours de suite, deux ou trois fois par mois; comme diurétique, on donnera, soit la tisane de queues de cerises, soit la tisane de chiendent, à la dose d'un litre par jour.

CHAPITRE VIII

PARALYSIES OCULAIRES STRABISME. PHLEGMONS DE L'ORBITE SINUSITES. HYGIÈNE DE LA VUE

PARALYSIES OCULAIRES

Étiologie. — Toutes les maladies des centres nerveux, les tumeurs cérébrales, les hémorragies, les encéphalites, la sclérose en plaques, les méningites, peuvent produire des paralysies oculaires.

A côté de ces paralysies dites centrales, ou intra-crâniennes, il faut faire une place aux paralysies périphériques ou orbitaires. On appelle ainsi celles qui intéressent les nerfs en dehors de la base du crâne. Elles peuvent survenir à la suite d'intoxications professionnelles ou endogènes, de traumatismes, mais le type de la névrite périphérique est la forme rhumatismale. Celle-ci se produit à l'occasion d'un brusque changement de température ou par suite d'une longue exposition à un courant d'air froid. Elle est fréquente chez les chefs de train, les mécaniciens, les chauffeurs, les marchands des quatre-saisons. Le malade a le souvenir d'avoir eu un coup de froid et, quatre jours après environ, la névrite se déclare. La névrite périphérique rhumatismale peut affecter la forme d'une parésie simple, ou encore la forme d'une paralysie véritable; elle a pour caractère particulier de s'accompagner de douleurs pendant les mouvements du globe et aussi de douleurs dans les régions voisines : région du trijumeau, du facial, de l'occipital, etc.

Les paralysies oculaires débutent brusquement; dans les cas où on obtient la guérison, ce qui est fréquent pour les paralysies périphériques, il faut compter deux ou trois mois avant qu'elle se produise, encore survient-elle graduellement.

Symptômes. — Si on invite un sujet que l'on soupçonne atteint de paralysie musculaire à regarder à droite ou à gauche, on remarque que le globe de l'œil ne peut plus se mouvoir du côté du muscle paralysé. On conçoit que cette impotence fonctionnelle présente des degrés variables, depuis la paralysie complète jusqu'à la simple parésie. Si dans le cas de parésie, ou même de paralysie, en voie de guérison — guérison fréquente dans les paralysies périphériques — on insiste pour faire fonctionner le muscle paralysé, on remarque une série de saccades dites nystagmiformes, sur le muscle atteint, qu'il ne faut pas confondre avec le vrai nystagmus. Le plus souvent, mais pas toujours, l'œil est dévié, soit en haut, soit en bas, soit en dedans, soit en dehors. La plupart du temps, le malade se plaint de voir double, ce qui le gêne beaucoup. Comme la diplopie est le symptôme le plus important des paralysies oculaires, il importe de savoir si elle est unilatérale ou bilatérale. Dans le cas de diplopie monoculaire, la diplopie persiste en fermant l'œil sain, elle disparaît si elle est binoculaire et d'origine musculaire.

Pour que la diplopie se manifeste, il faut que l'écartement des images soit assez sensible, sans quoi les deux images étant superposées, le malade ne discerne pas la diplopie, il se plaint simplement de voir trouble et c'est pour se soustraire à cette diplopie gênante qu'il prend une attitude vicieuse. Il incline la tête dans le sens d'action du muscle paralysé; quelques malades même, pour se débarrasser de la fausse image, ferment un œil. Cette attitude vicieuse de la tête met immédiatement sur la voie du diagnostic.

Le malade perd aussi la notion exacte de l'emplacement des objets, c'est ce qu'on appelle la fausse orientation. Il éprouve de la difficulté pour distinguer la fausse image de la vraie et il éprouve aussi de la difficulté pour localiser exactement cette dernière. Cette diplopie, cette fausse projection gênent beaucoup le malade et le rendent hésitant, anxieux pour la marche, pour descendre un escalier ou pour saisir un petit objet. A ces phénomènes s'ajoute une sensation nauséeuse, vertigineuse, non moins désagréable. Elle est due au déplacement apparent des objets qui semblent se mouvoir dans le champ du muscle paralysé, et c'est ce mouvement apparent des objets qui donne le vertige. Pour y remédier on place devant l'œil malade un verre opaque qui supprime la fausse image et tous les inconvénients de la diplopie.

Recherche de la diplopie. — Chaque paralysie musculaire donne lieu à une disposition spéciale de la vraie et de la fausse image, et, d'après la situation qu'elles occupent, on peut déterminer quel est le muscle paralysé. On dit que la diplopie est homonyme ou croisée selon que l'image véritable se trouve du côté du bon œil, ou du côté de l'œil malade.

Pour rechercher la diplopie, on doit d'abord inviter le malade à tenir la tête immobile, puis on place devant l'un des yeux un verre rouge, que le malade tient contre son œil avec la main, et on l'invite en même temps à fixer une bougie placée à trois mètres environ. S'il y a de la diplopie, le sujet aperçoit deux images de la bougie, une blanche, une rouge; cette diplopie peut ne se manifester qu'aux limites extrêmes du champ visuel binoculaire, il convient donc de mouvoir la bougie dans toutes les directions et dans les limites extrêmes du champ visuel. Si la diplopie est homonyme, l'écartement augmente du côté du muscle paralysé; si la diplopie est croisée, l'écartement augmente lorsqu'on porte la bougie du côté de l'œil sain.

La paralysie du droit externe donne lieu à une diplopie homonyme, les doubles images sont parallèles et à la même hauteur, l'écartement augmente lorsque les yeux se portent du côté du muscle paralysé.

La paralysie du droit interne donne lieu à une diplopie croisée, les doubles images sont parallèles et à la même hauteur, l'écartement augmente quand le malade regarde du côté du muscle paralysé.

Dans la paralysie du droit supérieur les doubles images sont superposées, croisées, et légèrement inclinées, leur écartement augmente dans le regard en haut.

Dans la paralysie du droit inférieur les doubles images sont superposées, croisées et inclinées légèrement, l'écartement augmente dans le regard en bas.

Dans la paralysie du petit oblique, les deux images sont superposées et homonymes, la diplopie se manifeste dans le regard en haut, l'image de l'œil malade est inclinée en dehors.

Dans la paralysie du grand oblique les deux images sont superposées et homonymes, l'image de l'œil malade est inclinée en dedans, la diplopie se manifeste dans le regard en bas.

Dans la paralysie complète du moteur oculaire

commun, ou de la troisième paire nerveuse, on constate du ptosis, l'œil est en strabisme divergent, par suite de la paralysie du droit interne.

Il y a des paralysies multiples : du petit oblique, du releveur de la paupière, du droit supérieur, du droit interne, du droit inférieur, du sphincter, de la pupille et du muscle ciliaire, qui sont tous innervés par le moteur oculaire commun. La paralysie de ces deux derniers muscles, sphincter de la pupille et muscle ciliaire, donne lieu d'une part à de la mydriase, d'autre part à une abolition de l'accommodation. La paralysie du moteur oculaire commun porte le nom d'ophtalmoplégie totale. Lorsque la paralysie n'atteint que les muscles extrinsèques de l'œil, en respectant le sphincter de la pupille et le muscle accommodateur, on dit qu'il y a ophtalmoplégie externe; on dit qu'il y a ophtalmoplégie interne lorsque le muscle du sphincter de la pupille et le muscle ciliaire sont seuls paralysés.

La paralysie du droit externe et du grand oblique, qui sont innervés par des nerfs particuliers, le moteur oculaire externe et le pathétique, sont des paralysies isolées.

Traitement. — Après avoir déterminé quel est le muscle paralysé, il importe de connaître la cause de cette paralysie. Si on peut la rattacher nettement à une affection des centres nerveux, à la syphilis, c'est au traitement de ces diverses affections qu'on s'adressera pour améliorer l'état oculaire. Mais si, ce qui est fréquent, on est en présence d'une paralysie sans tare générale, qu'il y a lieu de rattacher à une intoxication occasionnelle, à un coup de froid, au rhumatisme, il est très utile de commencer la cure immédiatement; une paralysie périphérique, livrée à elle-même, pouvant devenir permanente.

J'ai obtenu, par l'association de la chaleur, du massage, de l'électricité, des résultats rapides et certains dans le traitement de beaucoup de paralysies oculaires périphériques.

La première des indications est de supprimer, au moyen d'un verre opaque placé devant l'œil paralysé, la diplopie si gênante pour le malade. On applique ensuite pendant un quart d'heure, trois fois par jour, des compresses humides très chaudes, la chaleur excite les fibres nerveuses et musculaires; enfin en déterminant une plus grande activité circulatoire elle favorise la réparation des tissus. On y joint un massage rotatoire de cinq minutes au niveau du muscle paralysé.

On terminera par une séance électrique, de cinq ou huit minutes de durée, avec un courant dont l'intensité mesurée au galvanomètre sera de 3 à 5 milliampères. Dans la plupart des cas, après chaque séance électrique, par suite de l'excitation musculaire qui en résulte, on note que les muscles paralysés incapables de mouvements avant la séance peuvent faire exécuter au globe ou à la paupière, en cas de ptosis, des mouvements légers mais certains. On y joindra aussi les injections temporales de strychnine (1).

STRABISME

Symptômes. — Le strabisme est la dissociation de la vision binoculaire, qui fait que les axes visuels ne se croisent plus sur l'objet fixé, mais en un autre point, et en dehors de lui. Il faut distinguer le strabisme paralytique du strabisme fonctionnel. Tandis que le strabisme paralytique est la conséquence d'une impotence fonctionnelle du muscle paralysé, dans le strabisme concomitant, il n'y a pas d'impotence fonctionnelle du muscle considéré en lui-même. En effet, si on ferme l'œil sain, on constate que l'œil dévié peut suivre, dans toutes les directions, un objet que l'on déplace devant lui. De même, il accompagne toujours l'œil sain, dans les mouvements de latéralité. Lorsqu'on masque l'œil sain avec un écran, si l'œil dévié entre en fixation, on est en présence d'un strabisme alternant; si dans les mêmes conditions l'œil dévié ne peut se redresser, on dit que le strabisme est fixe. Ce redressement de l'œil dévié est un nouveau signe qui permet de différencier le strabisme fonctionnel du strabisme paralytique, dans lequel l'œil

(1) Voir p. 83.

strabique demeure immobile quelles que soient les conditions dans lesquelles on le place. On constate en même temps, que l'œil sain, qui se trouve caché derrière l'écran, se dévie de la même quantité que l'œil malade : c'est ce qu'on appelle la déviation secondaire.

Si la déviation n'est pas permanente, mais fait son apparition par intervalles, on est en présence d'un strabisme périodique; celui-ci devient parfois permanent. Certains sujets louchent tantôt d'un œil, tantôt de l'autre, c'est cette forme de strabisme qu'on a appelé alternant. Lorsque la vision binoculaire persiste par intervalles, le pronostic est beaucoup plus favorable que si elle est abolie, une déviation fixe comporte un pronostic moins avantageux qu'une déviation alternante. De même, dans la déviation permanente, il y a des chances de guérison si l'œil dévié se redresse, pour fixer, lorsqu'on ferme le bon œil.

Il existe un signe différentiel, d'une importance capitale, entre le strabisme concomitant et le strabisme paralytique, c'est la diplopie. Cette diplopie très gênante qui se manifeste dans le strabisme paralytique n'existe pas dans le strabisme concomitant, parce que le sujet exclut l'image de l'œil dévié. Mais la vision chez les strabiques est plus ou moins altérée; c'est à cette altération de la vision qu'on a donné le nom d'amblyopie *ex anopsia*.

La question de savoir si, dans le strabisme, c'est l'amblyopie qui produit la lésion, ou si c'est la déviation qui produit l'amblyopie, a été souvent et est encore très discutée.

Étiologie. — Les causes du strabisme sont multiples, mais les vices de la réfraction en sont les plus habituelles. Parmi ces causes, l'hypermétropie tient la première place, puis viennent la myopie, l'astigmatisme, l'inégalité de réfraction aux deux yeux.

Toutes les affections du globe oculaire susceptibles d'altérer la vision d'une façon sensible, et de ce nombre sont les taies de la cornée, les cataractes congénitales le produisent également. Enfin, on admet que les maladies des centres nerveux, méningites, hydrocéphalie, sont à l'origine de beaucoup de strabismes; on l'a retrouvé chez les enfants issus de parents névropathes; dans certaines familles, en dehors même de la syphilis, l'hérédité n'est pas douteuse, plusieurs membres de ces familles étant frappés de strabisme. Le strabisme interne est beaucoup plus fréquent que l'externe, il apparaît généralement dans la première enfance, vers l'âge de deux à quatre ans. C'est, en effet, au moment où la fixation devient suivie que le strabisme se déclare chez l'enfant. Le strabisme externe fait généralement son apparition plus tard, vers l'âge de dix ou onze ans.

Il y a deux variétés de strabisme : le strabisme convergent et le strabisme divergent.

1° Le *strabisme convergent* est presque toujours la conséquence de l'hypermétropie; il se produit alors en vertu de la relation constante qui relie intimement l'accommodation à la convergence, de telle sorte qu'un effort d'accommodation nécessite un effort de convergence.

Chez les enfants, le strabisme interne commence à se manifester légèrement, d'abord pour la fixation rapprochée; plus tard il apparait dans la vision au loin. Pour déceler le strabisme, il suffit de faire fixer à l'enfant un objet rapproché. Très souvent la déviation devient permanente et elle est double bien qu'en apparence l'enfant ne louche que d'un seul côté.

Au début, alors qu'il n'est pas permanent, le strabisme n'est visible que pendant la fixation et il peut persister à cet état périodique pendant des années, mais le plus souvent la déviation devient permanente et d'autant plus prononcée que l'enfant fait des études et que, par suite, il est davantage soumis à une fixation prolongée.

Les sujets atteints de strabisme convergent ne sont pas toujours des hypermétropes, on l'a rencontré également dans la myopie.

2° *Strabisme divergent.* — De même que le strabisme convergent est surtout l'apanage des hypermétropes, ainsi, le strabisme divergent est surtout l'apanage des myopes. Donders en trouvait l'explication dans l'allongement du globe, d'où résulterait une insuffisance des mouvements en dedans, avec difficulté mécanique dans la convergence. Le strabisme divergent des hypermétropes doit être recherché dans les mauvaises conditions où se produit la vision binoculaire, soit par suite d'astigmatisme, d'hypermétropie ou d'amblyopie; dans ce cas, l'un des yeux se désintéresse de la vision binoculaire et se met en divergence. Les taies de la cornée, les cataractes congénitales, les inégalités de réfraction sont la cause de certains strabismes divergents.

TRAITEMENT DU STRABISME

Le traitement du strabisme peut être ou médical ou chirurgical; c'est du premier seulement qu'il va être question, le traitement chirurgical trouvera sa place dans la deuxième partie de cet ouvrage.

Avant de commencer un traitement du strabisme, il est utile de savoir quelle variété de strabisme on va traiter. Il faut non seulement se rendre exactement compte de l'œil qui louche, du sens de la déviation, mais il faut savoir encore si le strabisme est fixe, alternant ou périodique, si l'œil fonctionne dans les mouvements de convergence et de latéralité. Enfin on notera l'état de la réfraction et de l'acuité visuelle. Si le strabisme est fixe, si l'œil dévié est très amblyope, si la déviation est très prononcée, le traitement médical demeurera sans effet, c'est au traitement chirurgical qu'il convient d'avoir recours. Par contre, si le strabisme est périodique ou alternant, si l'acuité visuelle de l'œil dévié est passable, le traitement médical donnera de bons résultats.

Le traitement fonctionnel du strabisme comprend plusieurs méthodes qui sont : l'emploi de l'atropine, des verres correcteurs, de la louchette, du stéréoscope, du diploscope et enfin des prismes.

a) L'emploi de l'atropine qui paralyse l'accommodation et diminue la convergence est assez restreint; les parents, en effet, s'effraient d'une méthode qui trouble la vue des petits malades.

b) Pour améliorer le strabisme, le procédé de choix consiste à corriger le vice de la réfraction du sujet strabique au moyen de verres correcteurs. Les verres correcteurs sont surtout utiles dans le traitement convergent des hypermétropes, chez lesquels ils diminuent à la fois l'accommodation et la convergence. Si le strabisme n'est pas fixe et l'œil pas trop amblyope, on peut constater, même après quelques semaines, une amélioration sensible; on continue alors pendant longtemps le port des verres pour obtenir la guérison. C'est surtout dans le strabisme convergent alternant et dans le strabisme convergent périodique que le port de verres correcteurs donne de bons résultats. Certes, dans le strabisme divergent des myopes, la première indication est également de corriger l'amétropie, mais le port des verres ne donne pas ici des résultats aussi bons que dans le strabisme convergent hypermétropique.

D'une façon générale, il faut faire porter des verres correcteurs à tous les hypermétropes, myopes, astigmates, à tous les anisométropes, de façon à supprimer tous les obstacles à la vision binoculaire.

c) Si l'œil dévié est amblyope on fera fonctionner cet œil pendant deux heures par jour, en fermant le bon œil au moyen d'un bandeau.

d) Les prismes qui facilitent la vision binoculaire sont employés seuls ou associés aux verres sphériques. On donne des prismes à base nasale dans le strabisme divergent et des prismes à base temporale dans le strabisme convergent.

e) Le diploscope de Remy est un appareil qui sert non seulement à constater les troubles de la vision binoculaire, mais encore à corriger les déviations manifestes dont l'une des causes réside précisément dans l'absence de cette vision binoculaire (1).

f) Le stéréoscope est un appareil destiné à solliciter la vision binoculaire et le fusionnement des images. Le plus simple est le stéréoscope d'Holmès qui se compose de deux lentilles convexes dont l'écartement des centres est sensiblement égal à celui des centres pupillaires d'un sujet emmétrope (fig. 2). Une cloison divise longitudinalement l'appareil en deux, un carton horizontal est disposé au foyer

(1) ARMBRUSTER, *Le diploscope Giroux*, 1909.

principal de ces lentilles et il porte deux images dont chacune est vue par un œil seulement. Un observateur emmétrope qui reçoit dans l'œil des rayons parallèles des images formées sur le carton placé au foyer principal des lentilles verra nettement sans accommoder tandis que ces axes visuels sont parallèles, ainsi il y a fusionnement des images vues par l'œil droit et par l'œil gauche.

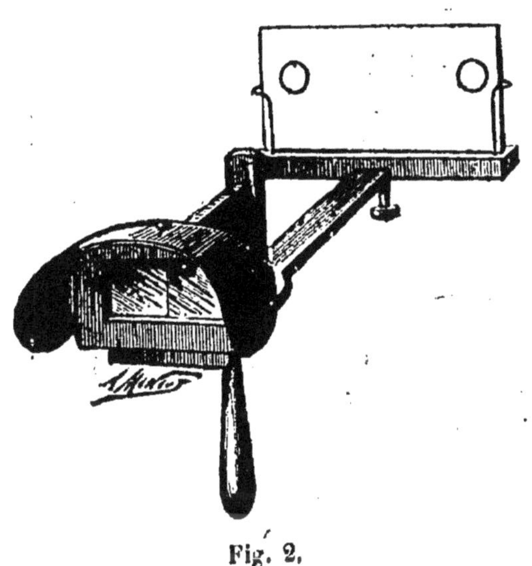

Fig. 2.

Sur les cartons sont dessinés, soit des disques, soit des dessins stéréoscopiques; les cartons de Javal sont très simples. Il y en a trois séries, la première série comprend les disques noirs placés sur l'axe horizontal du carton et dont l'éloignement varie avec chaque carton. Les strabiques fusionnent les cartons dont les écarts sont plus grands ou plus petits, selon qu'ils sont plus ou moins strabiques, et lorsqu'on les fait passer par toute la série on les conduira à fusionner le carton 1[6] dont l'écartement est moyen. Une autre série de cartons comprend des lettres que le sujet devra fusionner. Ces lettres sont sur chaque carton de plus en plus petites, les cartons de la troisième série sont construits d'après le même principe.

La première indication du traitement stéréoscopique consiste à provoquer d'abord la diplopie. Il suffit pour obtenir ce résultat de développer pendant un certain temps la vision de l'œil strabique corrigé au préalable au moyen de verres en couvrant le bon œil. La diplopie étant obtenue, il faut arriver à fusionner les deux images. On y arrive en faisant faire des exercices au moyen des cartons de Javal en commençant par la première série. Avec des exercices continus on obtient le rétablissement de la vision binoculaire. Les cartons de la deuxième série sont appelés à obtenir la fusion des lettres; ces cartons sont dessinés avec un écart de 6 centimètres, les lettres sont de plus en plus petites. On passe ensuite aux exercices avec les cartons de la troisième série.

PHLEGMON DE L'ORBITE

Le phlegmon de l'orbite est une inflammation du tissu cellulo-adipeux de la cavité orbitaire, qui se termine par suppuration. Il reconnaît les causes les plus diverses, telles que les traumatismes, les plaies pénétrantes de l'orbite, le froid, les inflammations de voisinage : otites, sinusites, érysipèle de la face, maladies infectieuses graves.

Symptômes. — La maladie s'annonce par les phénomènes généraux : fièvre, céphalalgie, frissons; puis apparaissent les phénomènes locaux, le gonflement des paupières, le chémosis, l'exophtalmie. L'exophtalmie est de règle, l'œil est le plus souvent projeté en avant, les mouvements en sont très limités. Les paupières sont rouges, tendues, œdémateuses. Le chémosis conjonctival affecte l'aspect d'un bourrelet péricornéen, qui fait parfois hernie entre les paupières. L'œil est douloureux à la pression, et pendant les mouvements il n'est pas rare de constater une névrite optique consécutive, ou encore une méningo-encéphalite.

Traitement. — On relève l'état général affaibli au moyen des toniques et des reconstituants. On évitera la chaleur qui favorise la congestion et l'accumulation du pus et pourrait ainsi provoquer une compression du nerf optique; c'est le froid qui est préférable, sous forme de compresses humides, appliquées matin et soir pendant une heure et renouvelées toutes les dix minutes. Il faut aussi inciser l'abcès au point déclive, dès qu'il y a une fluctuation manifeste; pour ne pas blesser le globe on fera l'incision au voisinage du rebord orbitaire.

Au début, lorsque la résolution est encore possible, on essayera de l'obtenir en faisant des massages périorbitaires et orbitaires qui activent la circulation et favorisent la résorption des exsudats (1).

SINUSITE MAXILLAIRE

Les causes de la sinusite maxillaire sont identiques à celles de la sinusite frontale, savoir : les polypes de la muqueuse nasale, les rhinites aiguës ou chroniques, les affections dentaires, les maladies graves, la fièvre typhoïde, les fièvres éruptives. On distingue deux formes de sinusite maxillaire : la forme aiguë, la forme chronique.

1° *Sinusite aiguë.* — Des phénomènes généraux ouvrent la marche de la maladie, ce sont l'agitation, la fièvre, l'anorexie. Il y a, le plus souvent, un écoulement purulent qui se produit quand le malade se mouche ou qu'il penche la tête du côté opposé. La douleur, qui est d'abord sourde et qui devient aiguë ensuite, s'accompagne d'un sentiment de tension. La douleur soit spontanée, soit provoquée par la pression s'irradie dans la joue, l'œil, les dents qui deviennent très sensibles et semblent s'allonger.

La joue est souvent empâtée, douloureuse; enfin,

(1) Voir *Massage*, p. 57.

dans les cas extrêmes, la cavité du sinus peut être distendue.

2° *Sinusite chronique.* — L'écoulement par le nez d'un liquide anormal est le premier symptôme; si le pus est franchement purulent, on a affaire à un empyème du sinus; s'il est séreux ou filant, on a affaire à la mucocèle du sinus. Le plus souvent le pus est épais, verdâtre, d'odeur fétide, l'écoulement se produit quand le malade penche la tête de côté ou en avant. Le gonflement de la joue est un signe très important de la sinusite chronique, la peau ne change pas de couleur. La douleur, moins vive que dans la forme aiguë, consiste surtout en une sensation de tension.

L'examen à l'éclairage électrique et l'examen rhinoscopique sont de puissants auxiliaires pour le diagnostic des sinusites.

Les complications des sinusites maxillaires sont l'ostéo-périostite de l'orbite et le phlegmon de l'orbite.

Traitement. — Si on est en présence d'une sinusite aiguë au début, que l'on peut attribuer au froid ou à un traumatisme, on emploiera les mêmes moyens curatifs que pour la sinusite frontale; si le pus est collecté, le traitement est purement chirurgical.

SINUSITE FRONTALE

La sinusite frontale reconnaît des causes diverses; elle se produit à la suite d'une rhinite, d'une déviation de la cloison, de polypes nasaux, d'un traumatisme; elle est causée par le froid ou accompagne les maladies graves, comme la fièvre typhoïde, les fièvres éruptives, etc.

Symptômes. — Le premier de tous les symptômes est une céphalée persistante avec exacerbation matinale. On constate aussi un écoulement nasal purulent, peu abondant, des troubles de l'odorat, et le malade éprouve la sensation d'avoir les narines obstruées.

L'examen rhinoscopique permet de constater la présence du pus au niveau du méat moyen, mais il faut pour cela, s'il y a des polypes ou si la muqueuse est hypertrophiée, ce qui est presque la règle dans la sinusite frontale, faire d'abord l'ablation de la tête du cornet moyen ou des polypes. La douleur à la pression est un symptôme capital; cette douleur siège constamment en deux points: soit au niveau de l'angle supéro-interne de l'orbite, soit en arrière de l'échancrure orbitaire. Il peut y avoir aussi dilatation de la cavité du sinus, avec œdème de la paroi antérieure; les symptômes généraux sont ceux des sinusites, en général, l'anorexie, l'abattement, la fièvre.

Les complications les plus fréquentes sont les abcès migrateurs de l'orbite : la mucocèle, le phlegmon de l'orbite. L'abcès de l'orbite siège presque toujours à la partie supéro-interne de l'orbite, l'œil lui-même peut être atteint, mais c'est un fait plus rare.

Traitement. — Si on pense être en présence d'une sinusite au début, due au froid ou à un traumatisme, on fera des inhalations de vapeurs aromatiques, avec du thym, de la sauge pulvérisés et projetés sur des charbons ardents, la tête du sujet étant complètement recouverte et enveloppée des vapeurs aromatiques. On peut encore faire les inhalations avec les vapeurs obtenues par l'ébullition des feuilles aromatiques de laurier ou d'eucalyptus.

HYGIÈNE DE LA VUE

Beaucoup d'affections oculaires peuvent être évitées, grâce à une hygiène appropriée qui comporte certains principes généraux relatifs à l'enfance et à l'âge adulte.

Au moment de la naissance, on lavera les yeux des nouveau-nés avec de l'eau bouillie ou de l'eau boriquée tiède, le berceau sera soustrait à l'action du froid, de l'humidité, ainsi que d'une lumière trop vive.

Les maladies des yeux de la seconde enfance sont souvent dues, en dehors des traumatismes, à une mauvaise hygiène alimentaire; c'est l'âge des impétigos, des phlyctènes, des ulcérations de la cornée, des eczémas de la face, des blépharites. L'hygiène alimentaire plus que les pommades et les collyres auront raison de la maladie; presque toujours, en effet, l'enfant est soumis à une alimentation irrationnelle, impropre, insuffisante ou trop abondante; à partir de 18 mois, on gave souvent les petits malades avec n'importe quel aliment, plus particulièrement dans la classe ouvrière; on les guérit merveilleusement en quelques jours, en les remettant, lorsqu'ils ont de deux à cinq ans, au régime lacté mitigé de panades lactées et de farines lactées.

Les enfants misérables, débiles, mal nourris, soumis à une alimentation insuffisante et impropre, seront mis par contre à un régime tonique, lait, féculents, potages, pâtes, viande rouge hachée le soir dans le potage; chez tous les enfants le vin, l'alcool, seront totalement supprimés.

Il est très important, enfin, dès que les enfants commencent à étudier, d'examiner leur vision et de corriger les vices de la réfraction dont ils sont atteints; ceci dans l'intérêt de leur développement intellectuel — lequel est en raison directe d'une conception exacte du monde extérieur — aussi bien que dans leur intérêt physique, afin d'éviter les attitudes vicieuses. Il faut leur corriger la vision, de façon à leur permettre de voir le mieux possible et de loin et de près.

Chez les adultes, comme chez les enfants, l'hygiène alimentaire a une importance prépondérante. Dans toutes les affections inflammatoires et congestives du globe oculaire et des annexes, qui s'accompagnent de fièvre, d'agitation, de douleurs, il est indispensable d'instituer un régime doux; il en sera de même chez les opérés de cataracte, chez les opérés de glaucome, et dans l'extraction du globe (1).

Les locaux humides et obscurs susceptibles de produire des affections rhumatismales du globe oculaire : conjonctivites, kératites, iritis, sclérites, choroïdites, névrites, seront abandonnés. Les personnes appelées à fixer pendant longtemps, les écrivains, les dessinateurs, les graveurs, les orfèvres, les typographes, travailleront à un très bon éclairage, indispensable chaque fois que l'assiduité de la fixation sera longue, le travail à effectuer fin et délicat.

La source lumineuse sera placée de préférence à droite, ou à gauche du sujet, la lumière directe sera rejetée, elle devient rapidement fatigante et on doit lui préférer la lumière latérale. Le meilleur éclairage est celui qui est donné par le pétrole, le gaz d'éclairage et l'électricité. Le gaz d'éclairage a l'inconvénient d'échauffer l'air ambiant; la lumière électrique

(1) Chevallereau, *Encyclopédie française d'Ophtalmologie*, tome IX, p. 511.

très intense fatigue souvent les sujets qui y sont soumis pendant de longues heures.

Les ouvriers qui travaillent dans l'industrie et les ouvriers des champs ont les yeux sans cesse exposés, soit aux traumatismes, soit aux corps étrangers, aux poussières; d'autres sont exposés à une très grande chaleur ou à une grande lumière; d'autres, à des vapeurs caustiques, à des brûlures par les gaz, la chaux; certains ouvriers manipulent des matières toxiques, plomb, sulfure de carbone, couleurs d'aniline.

Les traumatismes sont fréquents chez les marbriers, les carriers, les charbonniers, qui reçoivent dans les yeux des parcelles de pierre ou de charbon; les chauffeurs, les mécaniciens, sont exposés non seulement à recevoir des poussières de charbon, mais encore ils sont exposés aux courants d'air froid; à tous, on conseillera l'usage des lunettes protectrices (1).

Les professions de couturière, de brodeuse, de dentellière pour les femmes, celles de graveur, d'imprimeur, de typographe, d'horloger, pour les hommes et en général toutes celles qui nécessitent une fixation assidue et prolongée exigent, en vue d'éviter de grands effort d'accommodation, la correction de l'hypermétropie.

Les personnes ayant les yeux fatigués par une

(1) Voir p. 253.

lumière intense, lumière du soleil ou lumière artificielle, porteront des verres Fieuzal, n° 1 ou n° 2.

La question de dormir la nuit avec les fenêtres ouvertes a été très discutée; s'il est indispensable d'aérer grandement la chambre à coucher pendant le jour, il semble qu'il soit nécessaire de clore les fenêtres la nuit pour éviter le froid et l'humidité, tandis que la température du corps est inférieure à la normale. Beaucoup de conjonctivites ont leur origine dans cette coutume, assez répandue, de dormir avec les fenêtres ouvertes.

LUNETTES PROTECTRICES

Pour confectionner les lunettes protectrices, on s'est servi successivement des verres bleus, verts; actuellement les plus employés sont les verres fumés et les verres jaunes. Les uns et les autres diminuent l'intensité de la lumière, bien que dans des proportions différentes; les verres jaunes, en effet, de même numéro que les verres fumés sont plus transparents. Les verres jaunes, innovés par Fieuzal, sont surtout employés dans les états irritatifs du fond de l'œil, névrites, rétinites; ils atténuent moins la lumière que les verres fumés.

Les verres fumés protègent les yeux, dans les cas de photophobie provoquée par des lésions aiguës, telles que les conjonctivites, les kératites, les iritis;

ils sont très utiles contre le vent, la poussière, les lumières violentes.

Les teintes des verres jaunes et fumés s'élèvent graduellement en intensité, du numéro 0, le plus faible, au numéro 7, le plus fort. Les teintes nos 0 et 1 fumées sont faibles; ce sont celles que l'on adapte aux verres correcteurs pour le travail de près, destinés aux employés, aux écrivains, aux comptables et d'une façon générale à toutes les personnes appelées à travailler le soir, sous un éclairage violent. La teinte no 2 sera réservée aux affections de longues durées, qui nécessitent le port constant de verres colorés. Les teintes nos 3, 4 et au-dessus sont très utiles pour atténuer l'éblouissement causé par un soleil ardent, une route blanche, le soleil sur la mer ou le scintillement de la neige.

D'une façon générale, que l'on prescrive des verres jaunes ou des verres fumés, on s'en tiendra à des numéros d'autant plus faibles, que le sujet devra les porter plus longtemps; les teintes foncées lassent vite. Tel malade qui endure une teinte foncée pendant quelques jours, en cas d'affection aiguë, ne supportera pas cette teinte pendant des mois, s'il a une affection chronique. Il faut excepter les enfants atteints de kératites et de conjonctivites phlycténulaires qui, à cause de leur photophobie intense, supportent bien les verres foncés.

Pour protéger les tailleurs de pierre, les marbriers, contre les éclats de pierre, on a fabriqué des lunettes en toile métallique, entourant l'orbite; les burineurs, les meuleurs, tous les ouvriers des industries métallurgiques qui travaillent les métaux et ont à protéger leurs yeux contre les éclats métalliques, trouvent dans le commerce des lunettes composées de verres fumés, enchâssés dans une monture de cuir.

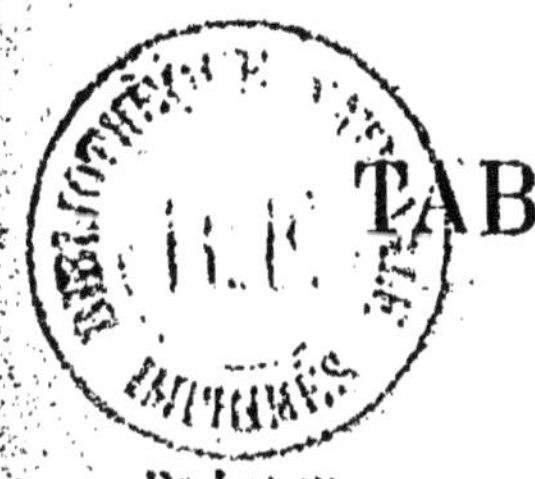

TABLE DES MATIÈRES

CHAPITRE PREMIER

CHAPITRE II

CHAPITRE III

CHAPITRE IV

CHAPITRE V

CHAPITRE VI

CHAPITRE VII

CHAPITRE VIII

B — 9051. — Libr.-Impr. réunies, 7, rue Saint-Benoît, Paris

www.ingramcontent.com/pod-product-compliance
Ingram Content Group UK Ltd.
Pitfield, Milton Keynes, MK11 3LW, UK
UKHW020314230726
13925UKWH00002B/411

9 782013 544351